光の癒し

――意識体の進化と魂の出現――

野島政男＝著

いつでもあなたのそばにいます

野島政男

序　文

この本を触って数秒から数分すると、両手がジンジンと温かくなり、次第に体全体が温かくなるのを実感されることと思います。

そして、体が軽くなり、痛みがある人はしばらくするとその痛みがとれてくることもあるでしょう。

私はこれまで二冊の本を出版しています。

一冊目は一九九九年に出した『病気を治すには』、二冊目は二〇〇二年に出した『意識が病気を治す』（いずれもたま出版）というタイトルの本です。

両書の中では、私がのじま医院で行っているエネルギー治療の内容について、主に患者さんの体験談を中心にご紹介しています。

のじま医院には、地元の鹿児島県内や九州各地から来られる患者さんだけでなく、私の本を読んで四国や本州、あるいは北海道などからはるばる来院される方もいらっしゃいます。中には、本を持っているだけで体が温かくなったり、症状がやわらいだ方もいます。

毎日、ガンや糖尿病、引きこもりなどいろんな病気を抱えた方が来院されますが、ほとんどの患者さんが、短期間に病状が回復し、意識（心）が良い方向に変わっていかれます。

また、患者さんたちのご紹介によって、私とは一面識もない方が遠隔治療を申し込まれるケースも少なくありません。

このように奇跡的とも思える現象が次々に起きている病院は、世界的に見ても極めて珍しいのではないでしょうか。

私がこれまでの著書に続いて三冊目となる本書を出すことになったのは、その後も私自身のエネルギーが高まっていて、これまで以上に患者さんやそのご家族の間で喜ばしい出来事が起き続けており、それを皆さまにご報告したいという思いからです。

一人でも多くの方に、常々私が申し上げている「病気は本人の意識がつくり出しているのだから、意識を変えれば病気はなくなる」という事実を、さまざまな事例を通してぜひ知っていただきたい、ということ。そして、本来はすべての人が「生命」であり、「霊」であり、「神」である。さらに、「すべての生命はつながっている」ということを私なりにご説明したいと思います。

本書を読まれて、エネルギー治療とは何か、そして、意識を変えるということはどういうことなのかご理解いただければ、私が行っているエネルギー治療の目的もおわかりいただけると思います。

特に敏感な方でなくても、本書から出ているエネルギーを感じて体に何らかの変化が現れるでしょう。それは、本来の「生命」が動き始めた証拠ですから、どうぞ安心して心を委ね、本の内容を繰り返し読んでみてください。

この本を読まれた方は心が豊かになるのを実感し、体が温かくなっている自分を発見するでしょう。また、この本を枕元に置いているだけで充分な睡眠がとれるようになったり、毎日短時間持っているだけで体のだるさや不安、イライラなどがとれてしまうこともあるでしょう。

読者の皆さまにとって、本書が「生命」の扉を開くきっかけになれば幸いです。

目次

第1章　奇跡的治癒

第2章　波動と病気の因果関係

第3章　時空を超えた光のエネルギー

第4章　奇跡的治癒のメカニズム

第5章　意識体の進化と魂の出現

あとがき

第1章　奇跡的治癒

口コミでどんどん広がる患者さんの輪

私が院長を勤める「のじま医院」には、さまざまな病気を抱えた患者さんが全国各地から訪れます。

ガン、糖尿病、浮腫、脳梗塞、筋萎縮症、アレルギー、不眠症、耳鳴り、情緒障害、不登校等々、病名をあげればきりがないほどですが、生活習慣病や心身症、あるいは難病を抱えた患者さんが短期間に病気が治り、奇跡的とも思える回復をされるので、口コミによって噂が広がり、どんどん患者さんの輪が広がっています。

そのため十四しかないベッド数はいつも満室で、診療課目もあってないようなもの。私は、朝六時から入院患者さんの診察と治療、八時半からは予約の外来患者さんの診療、そして、早朝から外来の診療中にかけて遠隔治療を行っているので、周囲から「先生、大丈夫ですか？」と心配されます。でも、私はエネルギーを仲介しているだけなので疲れることはなく、どの患者さんに対してもいつも同じように接しています。

それだけを聞かれると、いったいどんな治療をしているのかと興味を抱かれる方もいらっしゃるでしょうが、当院では、できるだけ薬は使わずに主にエネルギー療法を行っています。最も特徴的なことと言えば、患者さんに、「病気をつくるのは患者さん自身であり、治すのも患者さん自身です」ということを自覚していただいているという点です。

すなわち、病気の本当の原因について理解していただくというのが、のじま医院のモットーなのです。

なぜ病気になったのかを認識していただいたうえで、私が患者さんの頚椎、膝関節、足関節、足などに触れながらエネルギー治療を行います。とはいっても、私が患者さんを治しているわけではありません。

普通なら「医者である私が患者を治している」というところでしょうが、そうではなく、エネルギーを受けた患者さんの意識が変わることで霊性が高まり、その結果、患者さん自身の自然治癒力が活性化して病気が良くなるわけです。ですから、あくまで私は患者さんのサポーターなのです。

実際に、当院には意識が変わるだけで病気が良くなった患者さんが数多くいらっしゃいます。そのような方々の治癒体験や当院での出来事などについては、私がこれまでに書いた二冊の著書、『病気を治すには』『意識が病気を治す』の中でご紹介しています。それらをお読みになられた方もいらっしゃると思いますので、本書ではまず最近の治癒例をいくつかご紹介したいと思います。

一週間でガンが消えた

初めにご紹介したいのは、ガン患者さんのケースです。

これまでも、ガンが消えた方や小さくなった方は多勢いらっしゃったのですが、治る前と後とを比較できるようなわかりやすい資料がありませんでした。

なぜなら、たいていの患者さんは他の病院から移ってこられる場合が多く、前に通っていた病院の資料を持ってこられる方が少ないのと、私の病院ではそれらを調べるために必要な十分な医療機器がなかったからです。

そんな中、今年の五月に胃ガンで来院された鹿児島県に住む三十代の女性の患者（K・M）さんが、「一週間後に腫瘍が消えた」とお礼を言いに来られ、その際にとても分かりやすいデータを持って来てくれましたので、ここに掲載させていただきたいと思います。

●事前にK・Mさんからいただいたお手紙とデータ（前院での診断書と内視鏡の写真）。

こんにちは！

ご迷惑をおかけしてすみません。

本当にすみません。

胃ガンにかかってしまいました。

もっと詳しく言うと、全身（肝臓・腎臓・子宮等）にも腫瘍らしきものが認められるという最悪の事態が起きました。

以下、私の今回の病気の歩みです。

全て事実です。

平成十四年五月三十一日（金）

胃腸科に行き、胃カメラを飲み検査する（半年くらい前から時々胃痛あり、一週間くらい前から食欲が落ち食前食後関係なく鈍い痛みが出てきたため）。
その時の診断書と写真はこちらです。

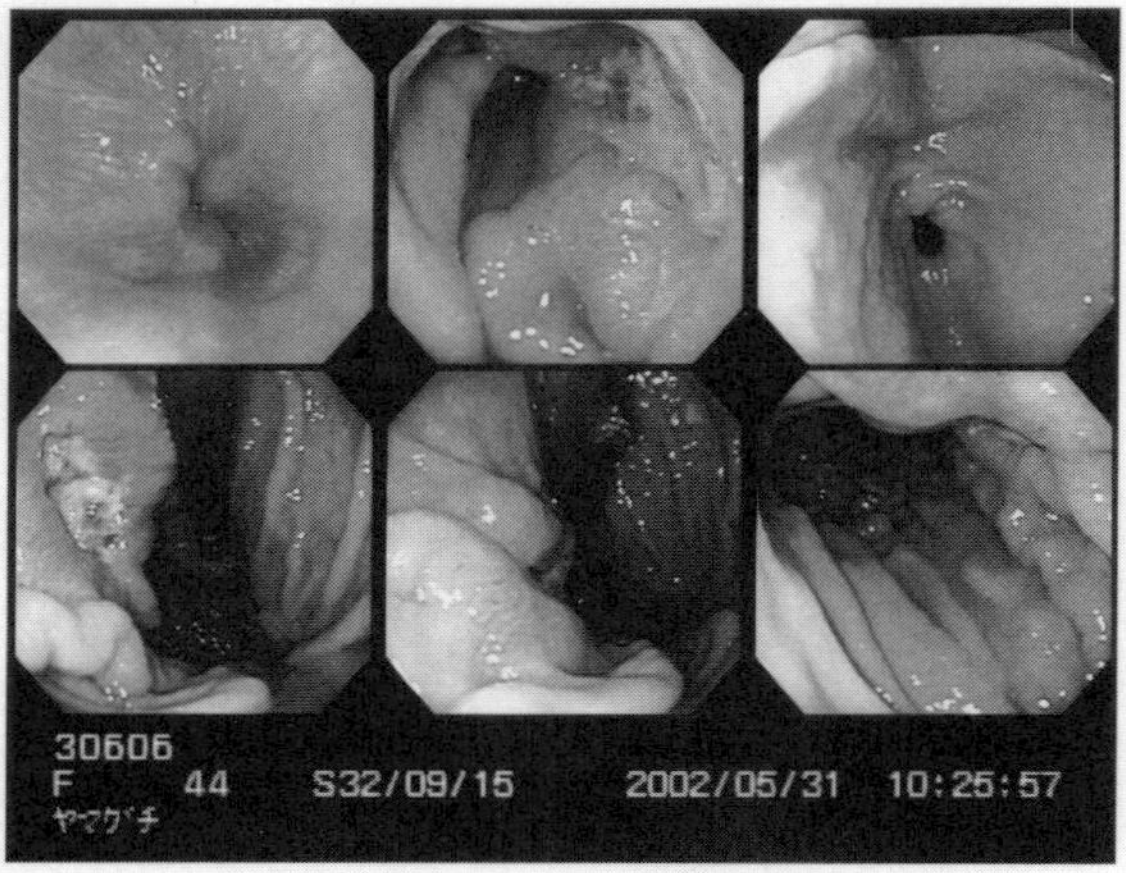

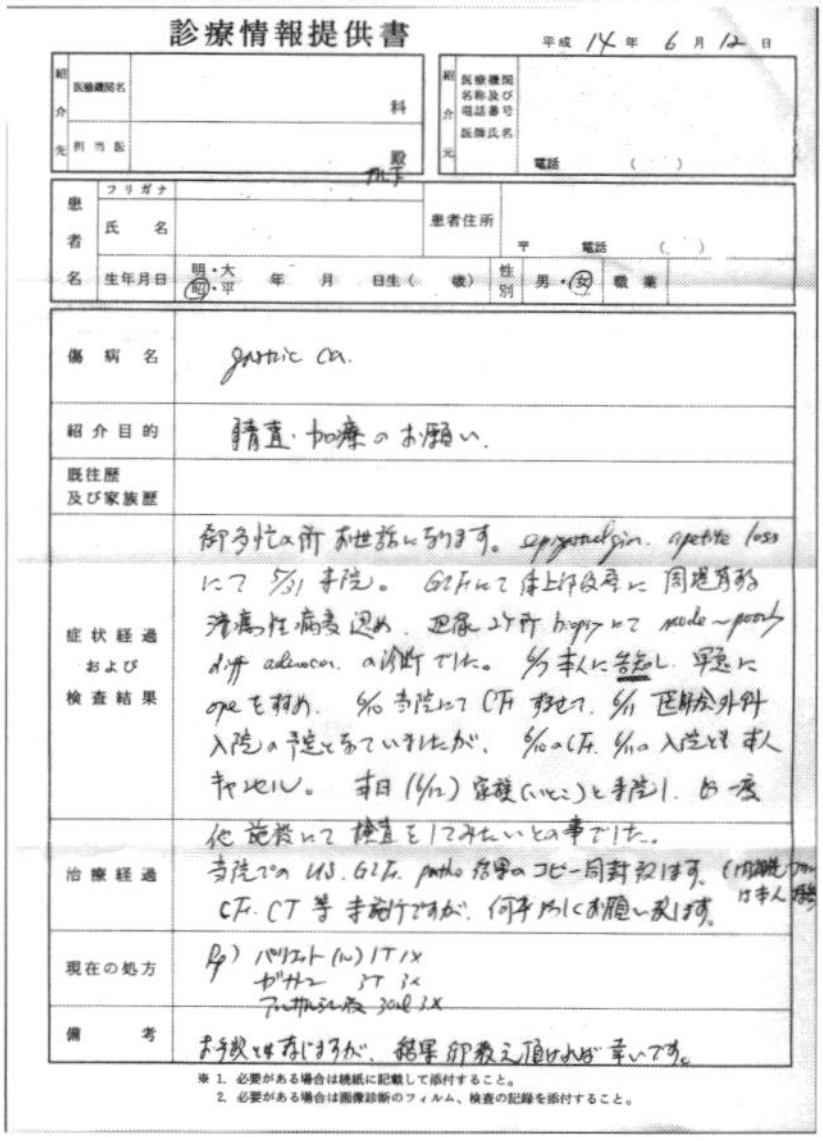
診療情報提供書

平成 14 年 6 月 12 日

紹介先 医療機関名	科
担当医	殿
紹介元 医療機関名称及び電話番号 医師氏名	電話 （ ）

患者名 フリガナ / 氏名		患者住所	〒 電話 （ ）
生年月日	明・大・昭・平 年 月 日生（ 歳）	性別	男・女	職業

傷病名	gastric ca.
紹介目的	精査・加療のお願い。
既往歴及び家族歴	
症状経過および検査結果	御多忙の所お世話になります。epigastralgia. apetite loss にて 5/31 来院。GIFにて体上部後壁に周堤有する潰瘍性病変認め、同部2ヶ所 biopsy にて mode~poorly diff adenoca. の診断でした。6/3 本人に告知し、早急に ope をすすめ、6/10 当院にて CF 予定で、6/11 [illegible]外科入院の予定となっていましたが、6/10 のCF、6/11の入院とも本人キャンセル。本日（6/12）家族（いとこ）と来院し、もう一度他施設にて検査をしてみたいとの事でした。
治療経過	当院での US. GIF. patho 結果のコピー同封致します。（内服[illegible] は本人[illegible]）CF. CT 等未施行ですが、何卒よろしくお願い致します。
現在の処方	Rp) パリエット(10) 1T 1x / ガスモチン 3T 3x / アルサルミン液 30ml 3x
備考	お手数とは存じますが、結果御教え頂ければ幸いです。

※ 1. 必要がある場合は続紙に記載して添付すること。
2. 必要がある場合は画像診断のフィルム、検査の記録を添付すること。

平成十四年六月七日（金）

検査の結果、一刻を争う必要のあるガンであると告知を受ける。胃の全摘出手術と抗ガン剤治療のため、目の前で○○病院に早急入院の予約を取ってもらう。十日（日）より入院・検査決まる。

平成十四年六月八日（土）

○○病院に入院する前にどうしても出水市（鹿児島県）の、のじま医院へ入院したくなり、入院（これは奇跡です。皆さん数カ月待ちで入院されるのに。私はとってもラッキー！）。

平成十四年六月十一日（火）

のじま医院を退院。

平成十四年六月十四日（金）

××病院胃腸科（五月三十一日の病院とは別の病院）で「健康診断のため」と胃カメラの検査を受ける。

「異常なし」「とってもきれい！」

完治。

アリガトウ！オメデトウ！
ヤッタネ！♪
その時の診断書と写真はこちらです。

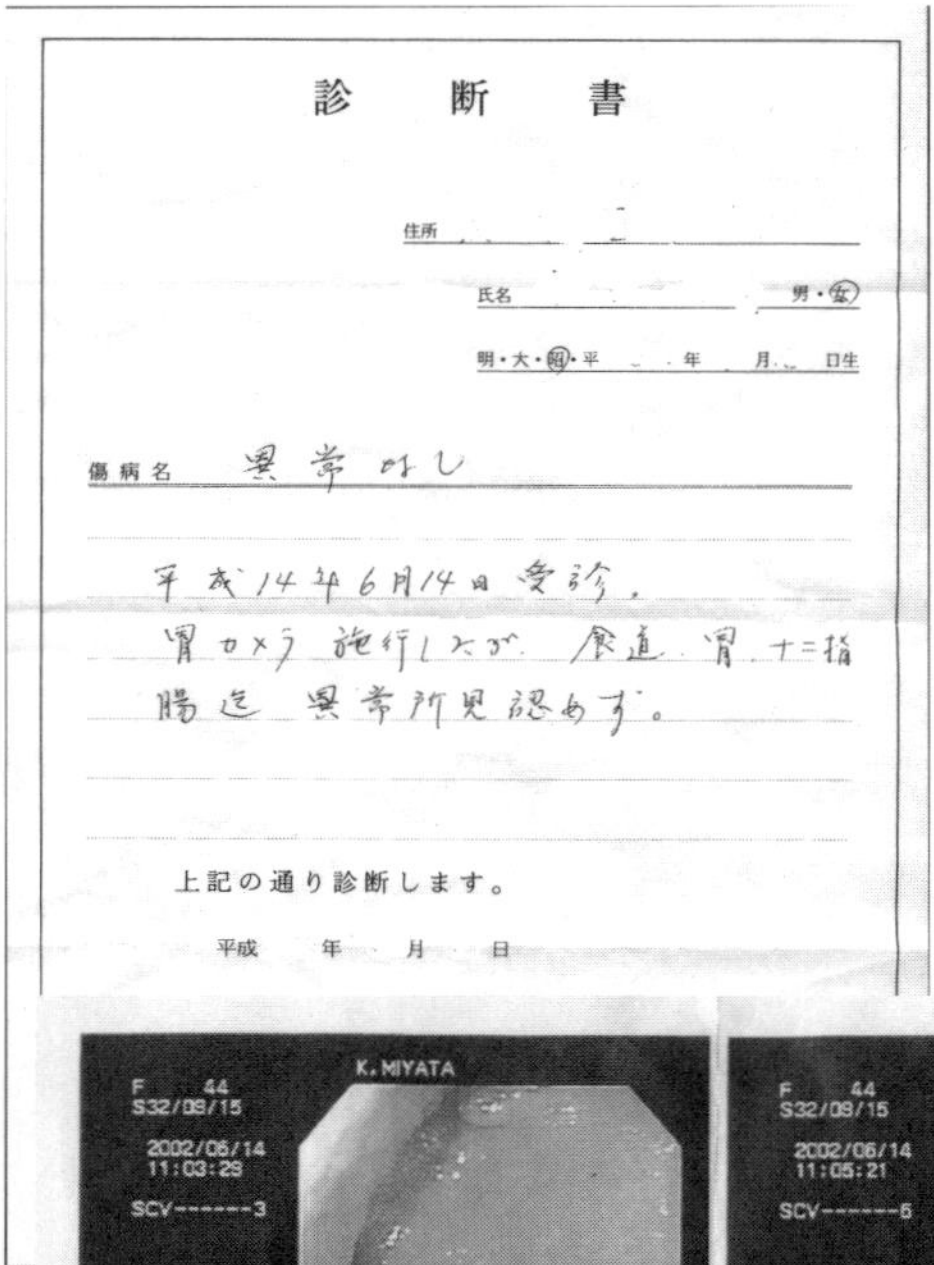

診　断　書

住所

氏名　　　　　　男・女

明・大・昭・平　　年　　月　　日生

傷病名　異常なし

平成14年6月14日受診。
胃カメラ施行したが、食道、胃、十二指腸迄 異常所見認めず。

上記の通り診断します。

平成　　年　　月　　日

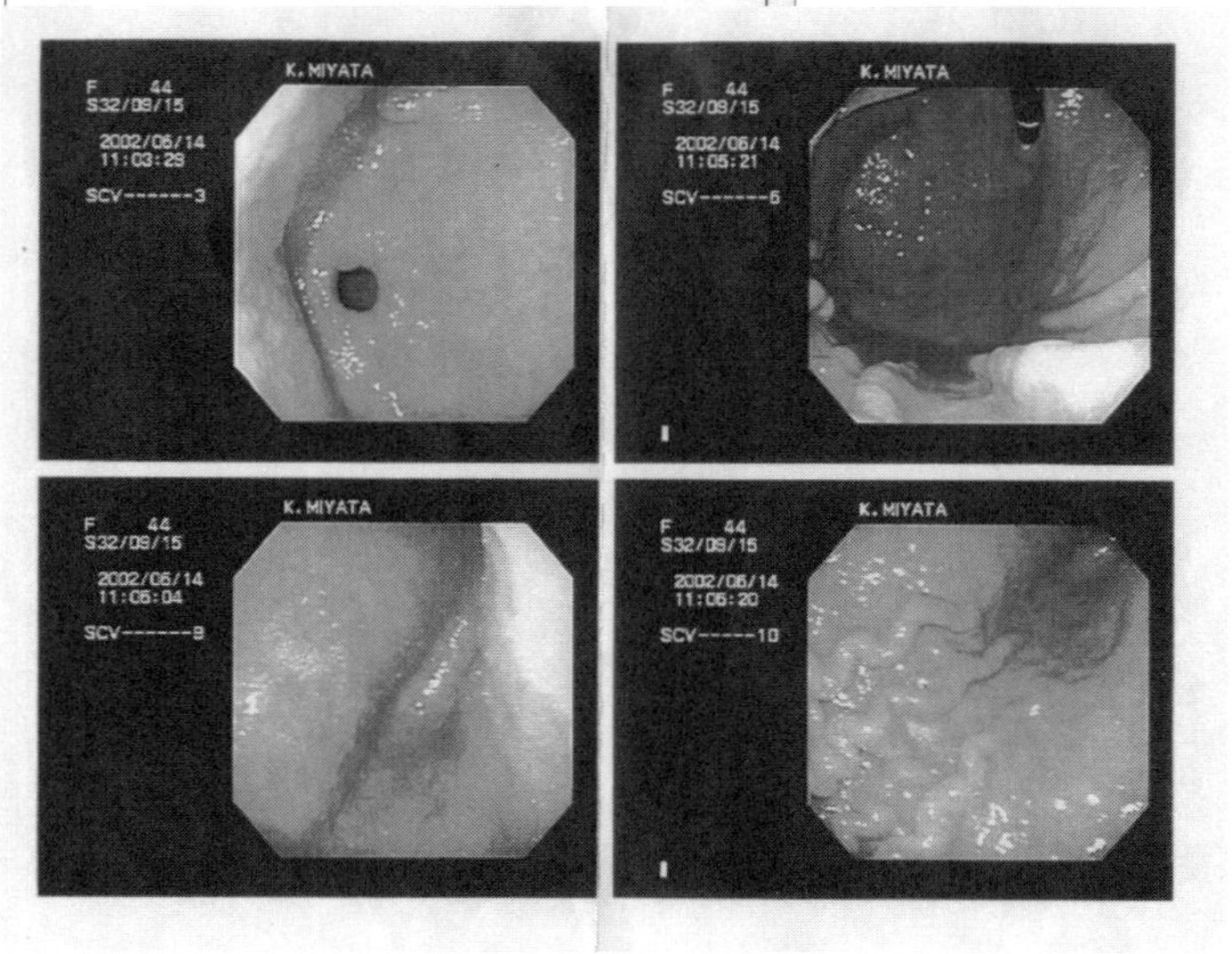

当院を退院して一週間後に別の病院でもらった診断書には「異常なし」と書かれていたそうです。

後日、Ｋ・Ｍさんからお手紙をいただきました。少々長くなりますが、のじま医院の雰囲気を感じ取っていただけるかと思いますので、そのまま掲載致します。

「天国と地獄」を味わって

●鹿児島県Ｋ・Ｍさんからのお便り

「あなたが素直だったからだよ」

完治のお礼にうかがった私に、野島先生がおかけくださった言葉です。

電話でのお礼は、前日看護婦さんからお伝えいただけたものと思いながら、私はやはり直接のじま医院へ行って先生や皆様にお礼を言いたかったのです。

道中も「早くお会いしたい」と逸る気持ちを抑えるのが必死でした。

それは、ちょうど一週間前の出来事でした。

「末期の胃ガンです。胃全摘手術。その後、抗ガン剤投与をします。一日も一時間でも早く」と前院で告知され、翌日、地獄をはいずる思いでのじま医院を訪ねました。

ただ、一抹の光は感じていました。早朝、野島先生とお電話でお話でき、エネルギーを送っていただけましたから。

私は、事前にのじま医院について、「末期のガン患者も治っていくそうだ」という噂を聞き、「手術をしたくない。抗ガン剤はイヤ」という一心でのじま医院にご縁をいただいたのです。

医院に着いたのが正午前。

「お昼を食べていらした?」と看護婦さんに聞かれて、私は「まさかご飯がノドを通るわけがない。胃の痛みも増し、夕べは一睡もしていないのに」と思い、うなだれていました。

そんな私の目の前に、湯気の立つご飯に味噌汁、お魚、卵焼き、いろいろな野菜が並べられました。私は思わず「ホーッ」と嬉しさが込み上げ、ポロポロ泣きながらそのお膳を全部いただけたのです。その美味しいこと。ここ数週間、胃の痛みで食欲が無かったはずなのですが……。

二階の入院室では皆さんがとても暖かく迎えてくださり、怒涛のように笑い声が押し寄せてくるのです。「こんな地獄の底で……」と思いながら皆さんのお話をうかがっていると「私なんてまだいいじゃない。一回もメス入れてないし……」と思えるようになり、あれよあれよと笑いの渦の中へ。

「Mさんが笑うのを見ていたら、ノドチンコが凹形してるのがよくわかるわ」なんて言われるほど大口をあけて手まで叩いて笑っていました。

さっきまでの「地獄の境地」は何だったの？

ここはまるで天国。そう、「地上の天国よ」――なんてルンルン気分で夕食をすませ、その後温泉へ。

皆さん自由に楽しく、嬉しく、自分流に時間を過ごされているのです。

二回目の診察の時、「隣の人を許しなさい」と先生がおっしゃいました。

治療していただく間、私はジーッと考えて「私は許しているつもりです。感謝もしています」と申し上げると、先生は「人間レベルではなく霊体でね」とおっしゃったのです。

入院中は笑いだけでなく、見えない世界を信じること、私は生命であること、魂は永遠であることなどを実体験し、病気を克服された先輩たちのお話を聞かせていただき、あっという間に三泊四日の入院は終わりました。

退院後も、私は一日に何度も先生のビデオを見て、本を読み、先生のおっしゃった意味を私なりに腑に落としていっています。

「私は生命です」と一日何回も何十回も唱えます。

人にお伝えする時には、「ラッキーだった」とか、「奇跡だった」とか、「そんな世界もあるのよ」と言っています。

皆、自由だから、どのようにでもご理解くださっていいと思います。

しかし、私の中では、万物の創り主を信じるならば「当たり前のこと」として、のじま医院は存在すると確信しています。

私の大好きな言葉に「天国は行く所ではなく創るものである」という言葉があります。

意識ひとつで天国へも地獄へも住めることがわかりました。

野島先生、皆さま、本当にありがとうございました。

「天から再びいただいて、生かされている生命」とつくづく感じている今、人様、万物のお役に立つ生き方をしていきます。

天の導管となります。決して傲慢にならずに……。

どうぞ、これからもご指導よろしくお願い致します。

Ｋ・Ｍ

当院では、このようなケースは決して珍しくはありません。

Ｋ・Ｍさんが素直に私や先輩たちの言うことを受け入れて、心から考え方を変えることができた結果だと言えるでしょう。

以下、五名の患者さんの体験をご紹介しておきます。

筋萎縮性側索硬化症が好転

●福岡県Ｔ・Ａさんからのお便り

私は、「自分の病気が本当の病気でない」と頭の片隅でいつも思っていました。

「絶対治る、日本のどこかに私を治してくださる先生がいる。その先生にめぐり会わなければならない」と思っていました。

今年の十月、姉が友達から「おもしろい先生がいるよ」と聞いて、その先生の本を私に持ってきてくれました。

野島先生のご著書『病気を治すには』でした。

貪るように読み「これだ！」と思い、病院を訪ねました。

初めて診察を受けた時、先生に「あなたの病気の原因は、怒りと憎しみが渦巻いているからです」と言われ、私は「そうです、そうなんです」と自然に言葉が出てきました。

そして、車椅子に乗っているので入院はあきらめていたところ、「入院してもいいですよ」とわざわざお電話をいただき、その嬉しさで踊りださんばかりの喜びでした。

入院したその日、畳のベッドが低くて「車椅子で立ったり座ったりするのができません」と言うと、先生はすぐに電動式のベッドを買ってくださいました。

「あなたがベッドで困っているなら、お金がいくらかかろうと僕は準備しますよ」と先生から言われ非常に感動しました。

今までかかったお医者さんは薬と検査ばかりで、私がいくら「これがおかしいんです」と訴えても「あなたの思い違いでしょう」とか、「病気が病気だから仕方がない」と言われ、私の心が休まるところはありませんでした。

今時、野島先生みたいなお医者さんがいるんだ、神様みたいな先生だと思いました。

これが、のじま医院での最初の出発でした。

以下にこれまでの経過をまとめました。

〈病　歴〉

平成九年　　左手の親指の動きが悪くなり始める。

平成十年　　右足の動きが悪くなる。

平成十一年　動悸息切れが激しくなる。

平成十二年　十二月に筋萎縮性側索硬化症と診断される。

平成十三年　両手・両足の動きが悪くなり車椅子生活となる。

〈前院までの治療法〉

この間、民間療法の整体、ハリ、漢方薬、さらに、転院して西洋医学の新薬（ガンマーグロブリン)、ステロイドなどの投薬を受けたが効果がなかった。

〈のじま医院での治療内容〉

①平成十三年十一月四日、のじま医院にて初診。

初めて野島先生に出会い、「あなたの心には怒りと憎しみが渦巻いていて、それが病気の原因になっています」と診断されました。

②十一月八日より三週間入院、治療を受ける。

入院中は毎日が涙、涙の連続でした。主人に謝り、子供に謝り、従業員に謝り、「自分の病気の原因は自分にあったのだ」ということに気づきました。そして、今までの不安と恐怖にとりつかれ、夜眠れなかったのがウソのようになくなり、三日三晩ぐっすりと眠ることができました。

③その後、毎月二週間入院し、治療を受ける。

平成十三年三月十三日、初めて自分の足で立ち、往復六歩歩くことができました。平成十四年一月の入院から自分の神捜しが始まり、「我は生命なり」と思うようになりました。主人と息子たちも変わり、やさしくなっていきました。

それまで寝返りも打てなかったのが、いつの間にか自分でできるようになり、曲がったままの指が真っ直ぐに伸びて、左手の握力もゼロだったのが力が入るようになり、右手の握力も強くなってきました。

先生のエネルギー治療を受けるたびに、私の全身に力がみなぎってくるのがわかります。

また、私の身体の内部で新しい細胞ができ、新しい筋肉ができているのがわかります。

「元通りになりますよ。歩けるのも間近いでしょう！」と先生はおっしゃいました。

先生のお言葉は、神のお言葉。私はそれを確信しております。

事故の後遺症で失明した目に光が……

●鹿児島県Ｈ・Ｓさんからのお便り

五十九歳の男性です。

私は、平成七年十月七日午後七時頃、相手が百キロ以上の速度で反対車線を走行し、正面衝突をする事故にあいました。

同乗していた友人は、首の骨を折る大事故でした。私は全身打撲でしたが、友人のことを気遣い入院はせず、半年間通院致しました。

しかし、一年が過ぎた頃から鞭打ち症状が出てきて、首・肩・腰がカチカチになり、手足が痺れ、頭痛で悩みました。その後、左眼が充血して、眼科医を数件転々としましたが、医者の説明も納得する内容ではなく、曖昧なことを言われるばかりでした。

眼圧は下がらず、ついに左眼は失明してしまいました。

整骨医院も人の噂、紹介であらゆるところを訪ねました。どこも自分が一番というか、暗示というか病院の自己満足でごまかされて、少しも回復の兆候がなくあきらめていた頃、お客さんからのじま医院を紹介していただき、早速出かけました。のじま医院では、今までの治療とはまったく違う方法だったので、少し疑いもありました。

しかし、治療中に全身が熱くなり、全身汗でまた、左肩がもぎ取れるほどの思いでした。

治療が終わってみると、何となく首が長くなったような感じがして、首・肩のコリがやわらいでいました。帰宅して全身を動かしてみても、前の自分ではないような気がしました。

数日後に気がついたのですが、世の中が明るくなったような気分でした。

私自身、笑顔が出てきて、家族も喜んでいます。

現在、左眼の充血も半減し、眼圧も下がり、野島先生のご指導のもと、毎日「生命」に感謝して「健康によって明るい家庭があり未来が輝いている」ことを痛感しています。

また、事業の方も成功しました。これからは人のため世のために尽くし、野島先生との出会いに感謝し、「生命」の尊さを実感してゆきたいと思います。

自分自身の人生も変わったような気がします。

ありがとうございました。

合掌

痛みや痺れがいつの間にか消えた

●鹿児島県M・Sさんからのお便り

知人の紹介で先生に診察していただいた時、「八月六日の水害時の後遺症でしょうか?」と尋ねましたら「いいえ、あなたのわがままや感謝が足りないからです。心が汚いからです」と、ニコニコされながらおっしゃられた内容にまずびっくりでした。

何箇所も病院に行きましたが、こんなことを言われたのは初めてです。「何かが違っている」と思いました。病院に入った時の感じや、入り口の本棚、無農薬野菜や食品等々、不思議な感じでした。でもその時先生に「どうしたらいいのでしょう?」と聞きましたら「自分がして欲しいように人にしてあげることです」とおっしゃいましたが、ますます私には理解できないことでした。でも先生を信頼することで腰痛が治るような気がして、三週間の入院を許可していただきました。

入院して三日くらいは、食事以外はほとんど眠りっぱなしで自分でも不思議でした。どうしてあんなに眠たかったのでしょう？　本当に気持ちよく眠っていました。

ビデオを見ても難しいことばかりで、少々不安に思ったこともありましたが、入院患者の方々の明るさ親切さに本当に感謝の気持ちでいっぱいでした。

一週間ぐらいしてから、「自分がして欲しいことを人にもしてあげる」きれいな心が大事なのだと、私なりに少しずつわかってきたような気がしました。今までの自分を振り返りますと、本当にすべてのことに対し感謝する気持ちもなく恥かしいかぎりです。

自分のことだけで、周りの人のことは目に入らなかったようです。

その後、ガンで入院している方がいることを知りました。

先生を信じ、皆さん笑顔で明るく、病気に負けないという強い意志を持っていることを聞かされ、本当に感心しました。

他の病院で余命三年と言われて一年が過ぎた患者さんが、「野島先生に出会い、私は自分のガンには負けない。負けるわけにはいかない。子供の成長を見守らなければならない。主人もいないので私が頑張るしかないのよ」と、笑顔で力強く話されたのを目の前にして、私は胸が詰まりました。

「強い意志とやさしさと思いやりで今生かされていることを意識して、また感謝していきましょうね。病気に負けたらだめよ」と言いながら握手しました。本当にあの手の温もりを忘れられません。彼女と話した後、私は本当にわがままだったことと、今、死に直面していない分ありがたいし、生かされていることに感謝していなかった自分に気づき、恥かしさでいっぱいでした。

「痛い」「痺れがある」といつまでも言ってはいられない。

絶対、三週間の入院で「痛み」「痺れ」とさよならだ!!

今日から私は病人ではない!!

自分が一番不幸だと心の隅で思っていたこともあったし、亡くなった主人を恨んだこともありました。しかし、今もっともっと重症の方が、病室が空くのを待っていらっしゃるのだから甘えていられないと思いました。

そう思うようになってから気がつくと「痛み」もやわらぎ、足の「痺れ」もいつの間にかなくなっていました。

生命は皆同じであり、全ての人の生命はつながっている……「私は生命です」であることを認め、やさしさと思いやりのある生き方をしていきたいと思います。

たくさんの方との出会いがあり、一緒に学び、喜び、励まし合い、過去の自分を反省し、明るく楽しい入院生活を過ごさせていただきました。

先生をはじめ、先生の奥様、職員の方々に心から感謝致します。

本当にありがとうございました。今後ともよろしくお願い致します。

殺したいほど憎んでいた主人の愛に気づいて

●現在入院しているR・Mさんの体験

私は、十二年前に卵巣嚢腫の摘出手術をしました。その時には良性だと言われたのですが、それから十年ほど経った頃に再び筋腫ができ、手術をした医師から一部が悪性だと告げられました。

そこで、レントゲンを撮ったら肺に影があり、両肺にガンが転移していたのです。私は、その時に死を覚悟しました。

医師からは抗ガン剤を勧められましたが、「もしそれで治ったとしても、絶対にまた病気になる。この病気は自分で治さないといけない」と直感的に思いました。

そして、いっさい動物性タンパクを摂らずに、玄米を中心にした食事療法を一年間みっちりやりました。その後検査をしたところ、腫瘍は小さくなるどころか大きくなっていました。

「やはり、これは心に問題があるのか」と思い、どうすればいいのか考えていたところ、去年の十月に知人からのじま医院を紹介されました。

どういうことをしているのか知らないまま、野島先生の診察を受けました。

すると、「あなたから物欲の波動である『金』の波動が出ています」と言われました。私は、それまでの自分の性格から「ああ、そうですか」とすぐに納得できました。そして、先生は、「隣の人を許しなさい」とおっしゃったのです。

私は、心の中で主人を殺したいほど憎んでいたのです。

結婚してから、何々をしてくれない、という不満ばかりで、それまでずっと別れたいと思っていました。

先生から指摘されて、自分が〝取るだけの愛〟だったことに気づきました。〝してあげる愛〟だと自分はこうならなかった、と。

そして、家に戻ってから主人に向かって「ごめんね」と言いました。

すると、主人は「僕は二十年間、別れたいと思ったことは一度もないよ」と言ってくれたのです。

入院してからもうすぐ一年目になりますが、症状はまだ完全に良くなっているわけではありません。たぶん、すぐに健康になれば、また私が人を傷つけてしまうからでしょう。これまでの償いもあると思います。

私はとろい性格なので、主人やこれまでお世話になった人たちに対して、祈ることしかできません。

でも、今が一番幸せです。

今年の二月頃、咳が出て「死ぬ、死ぬ」と騒ぎ、意識が肉体に集中して自分のことばかり考えてしまう時期がありました。その時に、「これって、わがまま？」と思い直し、悪いものが出ているのだからと、心の中の神様に委ねるようにしました。

それから、意識を他に向けられるようになったのです。

主人も野島先生の本を読み、私がここに来ることを受け入れてくれています。

私には、ある程度期間が必要なのだと思っています。

R・M

以上はごく一例ですが、耳が聞こえなくなってしまった人が聞こえるようになったり、歩けなかった人が歩けるようになったり、と難病が回復した患者さんの数は今も増え続けています。

そして、病気が良くなったというご報告の他に、家庭が円満になった、離婚の危機を脱した、仕事がうまくいった、就職が決まったなど、いろいろな朗報も届けられています。ここに来られると、患者さんの生き方だけでなく、周囲の人たちまでもが良い方向に変わっていくのです。

病気を引き起こす本当の原因とは

患者さんの体験談についてはこのくらいにして、ここで改めて、私が行っているエネルギー治療というものはどういうものかについて少し踏み込んで解説してみたいと思います。

まず、病気の本質的な原因について私なりにまとめてみると、次のようになります。

一．マイナス（良くない）感情や自己中心的な心

憎しみ、恨み、妬み、嫉みなどの感情は、マイナスエネルギーとなって心の中にたまります。そのような生命にとって良くないマイナスエネルギーの塊が自分の弱い部分を痛めつけ、それが形、すなわち病気となって現れます。これは、生命に対してポジティブに働くプラスエネルギーが不足している状態だと言えるでしょう。

そのようなマイナス感情は、「自分さえよければいい」という自己中心的な心から出ています。相手のことを考えず、自分の我欲を満たすためだけのわがままな思い（想念）や行い、言葉使いなどが習慣化し、マイナスエネルギーが体中に蓄積してゆくのです。

言い換えれば、「肉体だけが自分である」と思い込んでいる人は、エネルギーをマイナスに使っているのです。

これが直接的な病気の原因です。

本来、エネルギーにプラス・マイナスはありませんが、ここではわかりやすく表現するために便宜的に使い分けることにします。

二、過去世の償い

過去世における自分の行いの結果として、先天性や遺伝的な病気にかかる場合もあります。しかし、それは不幸なことではなく、親にとっては思いやりや愛を学ぶ絶好の機会であり、本人にとっても霊的な成長を遂げるための学びの機会なのです。

これも一と同様、自分の心に原因があるということです。自然治癒力や免疫力が低下するのも、あくまでマイナスエネルギーが蓄積した結果に過ぎません。

このように断言すると抵抗を感じる方も多いことでしょう。かくいう私も、以前は感情や心、過去世などの影響で病気になるなどとは思ってもいませんでした。むしろ、若い頃は共産主義に傾倒し、唯物思想に凝り固まった医学の最前線で積極的に活動していたのです。

しかし、多くの患者さんたちの根本治療について試行錯誤を繰り返すうちに、人間の感情や意識が病気をつくりだしていること、そして、人間は輪廻転生を繰り返している霊的な存在であることに気づき、自らエネルギーを使った治療を行う中で

「患者さん自身が意識を変えることで病が癒える」という現実を日常的に体験するようになったのです。

ですから、単に理論としてではなく、長年の臨床経験を通して、病気の真の原因は意識の持ち方、すなわち、「他人と自分は別であるという思い」＝自己中心的な心にあると断言できるのです。自らが神であることを否定して、別のものを信じてしまっているがゆえに、自らを傷つけているのです。

このことは、何も私だけが発見したわけではなく、かつて同じことを説いた先人たちもいます。「生長の家」の開祖である谷口雅晴氏や、最近では知花敏彦氏なども「病の真因は心にある」と説き、今でも先人たちの説いた心の浄化法を実践している方も多いようです。ただし、こちらのすばらしい先達も無限次元（後述）とはつながっていないので、効果はそれほど期待できないと思います。私が知っている歴史上の人物で意識が高い人は、マハトマ・ガンジーです。イエスでもブッダでもありません。

では、病気の原因が心や意識の持ち方にあるとしたら、逆に病気を治すにはどうすればよいかが見えてきます。

そこで、次に病気を治すための心構えについてまとめてみましょう。

病気を治すための六つの条件

一．病気は自分がつくったものだと認めること――〈自己を見つめる〉

自分の中のマイナス感情や、自己中心的な想念・行い・言葉などを冷静に省みて、その結果現れている現在の病状を素直に受け入れることが第一です。

二．人間は霊的な存在であることを理解すること――〈霊的存在としての自覚〉

人間は肉体だけの存在ではなく、霊的な存在であり、全ての存在はつながり合っていることを理解することも重要です。そのような考えを持つことで、意識のレベルが高まります。

三．人に対して奉仕すること――〈奉仕の心〉

人と自分は根本でつながっていて、結局はひとつなのですから、自分と同じように心から思いやりをもって相手に接することが大切です。難しく考えずに、まずは隣人に笑顔で言葉をかけることから始めましょう。

四．人を非難しないこと――〈寛容と学ぶ心〉

すべての人がすべての生命とつながっています。ですから、人を傷つけるようなことをすれば必ずあなたの体を傷つけることになります。その結果が病気です。

従って、自分が病気を治したいのならば、たとえ問題のある人でも、非難や攻撃などで傷つけるようなことをすべきではありません。その人の良い点に目を向けてじっと待つことや、自分に対して何かを教えてくれているのだと捉える謙虚な姿勢が大切です。

五．後悔をせず、反省をすること――〈すべてを受け入れる心〉

人のやさしさや思いやりを受け止められる素直な心や感謝の心を持ち、過去に囚われずに、常に自分自身の心を省みることを忘れないことです。

六、人を許し、自分を許すこと――〈すべてを許す心〉

「こうなったのは○○のせいだ」と相手のせいにする心が病気をつくります。反対に、「こうなったのは自分に原因があったのだ」と思える人は、たとえ病気やトラブルに巻き込まれても改善していきます。また、自分自身が神であることを知ることによって、過去の自分を許せるようになります。人を許し、自分を許せるようになれば、本来の神に戻れるのです。

あなたを傷つけた人を許そうと思っても、「できない」、「できそうもない」と思う人は、その人の幸せや健康を祈ってあげてください。かつてあなたを傷つけた全ての人の幸せや健康を毎日祈ることも許しにつながります。

どんなことにも原因があります。

ちょっと風邪をひいたり、あるいは思いもよらず交通事故にあったとしても、その原因を突き詰めていくと自分自身の不注意ということに行き当たるはずです。病気だけでなく一見不幸と思えるような出来事にしても、その原因を他人や周囲のせいにしているかぎり、本当の原因に気づかず、いつまでも解決策を見出せずに苦悩し続けるでしょう。残念ながら、そのような方が多いのが現状です。ですが、「すべては自分の心の汚れがつくりだしたものだ」ということに気づけば、目の前の現象、病状や不幸に思える出来事を変えることができるのです。

本書では、エネルギー治療の目的であり、かつ、人間にとって最も大切な「意識体の進化と魂の出現」というテーマにしぼって述べてみたいと思います。

私が今回なぜそのテーマを選んだかというと、単に病気を治すためだけでなく、それこそがすべての人々の課題であり、生きる目的だと思うからです。私たちが意識を拡大し、意識体の進化を遂げることによって、誰もが光を放つことができるようになり、さまざまな問題を抱えているこの世を光で満たすことも可能になるのです。

人間が霊的な存在であることは、最近ではいろいろな書物や研究者によって唱えられるようになってきました。そうした情報や知識は一昔前に比べてずいぶん多くなりましたが、残念ながら、「すべての存在は光り輝くひとつの存在である」ことを本当に理解している人はまだ少数なのではないでしょうか。

本書を読まれて、少しでも意識体の進化を遂げるためのヒントをくみとっていただければ幸いです。

肉体は意識体を進化させるための道具

のじま医院では、多くの患者さんが病気という課題に取り組みながら、「私は生命そのものである」ことを実感されています。

病気が良くなり、本人の心と体が変わることによって、光を発するようになり、家族や親戚など周囲の人までも変わるようになってきています。

それは、患者さんが「私は人間である」という意識から、「私は生命である」という意識に変わっていくからです。

「私は人間である」と思っている以上、善悪の相対世界（この世的な意識）から抜け出せず、結局は憎しみや恨み、妬みなどの悪の方向に陥ってしまします。

そこで、自分は霊的な存在であり、本当は絶対善である神の世界に生きることができるのだということを思い出すことができるようになると、人の悪口を言わなくなり、正しい生き方ができるようになります。

病気はそのことを気づかせてくれているのです。

肉体は意識体を進化させるための道具に過ぎません。それを粗末にしてはいけませんが、肉体やこの世の善悪に囚われている意識が病気を引き起こす要因になっていることに気づくことが大切なのです。自分の本体は何なのか——それは、霊そのもの、生命そのもの、神そのものである、ということに気づくことで、病は自然に消えていくのです。

大切なのは、私たち一人一人が霊的な存在であり、誰もが光の世界とつながっているということを身をもって知ること——。だから私は、どんな患者さんにも「私は生命です」と常に思うようにしてください、とお話ししているのです。

私が行っているエネルギー治療や遠隔治療は、まさに自分が生命であることを気づくための治療だと言ってもいいかもしれません。

自分の心が病気をつくり出していることに気づかない人は、医者や薬に頼るでしょう。でも、症状はとれることはあっても病気そのものは一向に治らない。そこで、宗教に頼ったり、お祓いに行ったり、健康食品に依存するのです。しかし、ほとんどの人は良くならないのです。

そのような人々は、宗教や健康食品に治す力があるのではなく、自分自身の中に治す力があるということに気づいていないのです。

中には、宗教や健康法で治る人もいるでしょう。それは、それで必ず良くなると心から信じたからです。それで、自分が良くなったからと周囲の人にも熱心に勧めるかもしれません。しかし、勧められた人が全て良くなるわけではありません。そこで、良くならない人に対して、「努力が足りないから」、「もっと熱心にやってみるべきだ」と結果的に周囲の人に押しつけるようになります。

その結果、家族の間に不和や争いが起こり、家庭の崩壊が始まります。信じている人と信じていない人が同じ家に住むことによって、宗教を原因とした家庭崩壊が起こるようになるのです。

ですが、自分が治っても他の人が治らないのは、信じる度合いが違うためだからです。

何かによって病気が良くなった人は、それを強く信じることによって、結局は自分の力で治しているのです。自分が信じたものを誰もが信じられるわけではありませんし、すべての人に自由意志というものがあり、誰であろうとそれを侵してはならないのです。

宗教は自分が正しいと思うことを必ず人に押つけようとします。相手の自由意志を尊重せずに自分の考えを押しつけることが一番良くない行為です。

だから、いつまで経っても宗教ですべての人が救われることはありません。

この世のあらゆる問題は、結局は自分が神であることを忘れてしまっていることから生じているのですから、もともと自分自身の中にある生命の力、霊の力を信じることが最も大切なのです。

たとえお祓いをしたり改名をしてみても、根本的な原因、つまり、自分がどのような思いを持ち、どんな言葉を発し行いをしているかを省みて改めないかぎり、本当の幸せは訪れないのです。

ようするに、病気をつくる力と治す力は同じものだということ。その力の使い方が違うだけのことです。自分の心が根本原因であり、かつ、唯一の解決方法だということを、ぜひ知っていただきたいと思います。

霊的な世界や意識体の成長を信じない、「私は人間です」という意識の人は、常に他者と比較したり競争をします。確かに生命は個別化し、それぞれの個性を発揮していますが、その奥にはすべてとつながっている生命があるということを忘れてはいけません。バラバラの生命というものはどこにもないのです。

すべてがひとつにつながっている「私は生命です」という意識を持つためには、この世的な意識から離れて、意識を拡大し、進化させることが必要不可欠だということです。

では、意識体の進化について、順を追ってご説明したいと思います。

第2章　波動と病気の因果関係

「気」を測る方法

さて、皆さんは「気」というものについてはすでにご存知のことと思います。

私は開業する前から「気」に関心を持っていたのですが、ある時気功セミナーを受講したことをきっかけに、自分で患者さんに気功治療を行うようになりました。誰に教わることなく、気が存在することを認めたら私の体からすぐに気が出るようになったのです。

それ以来、気は波動であり、波動はエネルギーそのものであることを治療を通して体験的に確認してきました。今ではそれらをひっくるめてエネルギー療法と呼んでいるのですが、病気の原因となっている意識のレベルを波動によってうかがい知ることができるというのがポイントなのです。

そこで、波動がどういうものかをご理解いただくために、波動と病気の関係について述べておきたいと思います。

まずは、最近よく聞かれるようになった「波動」とは何かについてです。

量子力学という最先端の物理学によって、物質の根源が分子から原子、さらに小さい素粒子であることが明らかになり、原子や素粒子は微弱ながら絶えず振動していることがわかっています。

簡単に言うと、その振動のことを便宜的に「波動」と呼んでいるのです。

つまり、すべての物質には粒子的な側面と波動的な側面があり、その意味では世の中のすべての現象は波動でできているとも言えるわけです。もちろん、私たちの意識も固有の波動を発しており、心の状態によって、波動の種類や性質も変わってきます。意識が粒子を作るのです。

しかしながら、現代科学は粒子性のみに目を向け、波動性の分野については研究が進んでおらず、心の波動についてはまったく手つかずの状態です。要するに、現代の科学者は、見えるものの中に、見えないものが存在していることがわからない。ミクロの波動を測定する技術が未発達なのもそのためです。

では、見えない波動を測る方法はないのかというと、実はいろいろな方法があるのです。

古来より用いられてきたフーチ

最も簡単なのが、ペンジュラムという振り子を使って行うフーチと呼ばれる方法です。フーチは、かつて中国の為政者が使っていた占いの道具です。現代科学では無視されてきたものの、目に見えない気やエネルギーなどを測定する方法として、さまざまな分野で世界的に活用されてきたポピュラーな方法です。

フーチを使って測定できるものは、健康、運勢、人間関係（相性）、家相、将来の予測などですが、私の場合は、主に患者さんの心の状態＝意識の波動測定を行っています。

フーチの一般的なやり方としては、まず、片手で振り子を持ち、心で問いかけるか、声に出して質問をします。すると、その問いかけに対して振り子が右回りか左回りに回り始めます。

私がフーチを使う場合には、例えば、「この方は○○波動が出ていますか？」と頭の中で念じて振り子の動きをみます。フーチ測定では対象人物がその場にいなくても同じ結果が得られます。

その場合には調べたい人の名前を紙に書き、その上で調べます。また、名前を書かなくても調べたい人のことを思うだけでもよいのです。歴史上の人物でも同じです。たとえ故人であっても「今」のその人の波動がわかります。すべての人の生命とつながっているということを私が知っているから、それが可能になるわけです。写真上では、それを写した時のその人の脳内ホルモンのことまで測定できます。

ただし、フーチを行う場合、本人の意識が干渉してしまうことが多く、自己誘導になってしまうという問題があるので、一般的にはあまりお勧めはできません。「人間として生きている」人がフーチを使っても、本当の役には立たないと思うからです。

次に、フーチと同じように見えない波動を測定する方法として、「O《オー》-リングテスト」と呼ばれる方法がありあます。

「O-リングテスト」は、大村恵昭医師が発見した医学的な診断法だといわれています。正式なやり方としては、患者または第三者（媒介者）の手の指で作るO-リングを施術者が引っぱると、そのO-リングがある時は開き、ある時は開かない。

それによってさまざまな身体症状を診断（判断）するそうです。

例えば、ある薬がその人に合っているかどうか、あるいは、どのくらいの量が適量か、といった具合に、本人と対象物の関係を波動的に確かめていくわけです。

その応用範囲は、医学、薬学、歯学、獣医学、漢方、などの医療分野から、園芸、環境から姓名判断まで、日常生活のほとんどあらゆる分野に及んでいます。

他にも、現在は波動測定器と呼ばれるものが数種類出ていますが、基本的な原理はフーチやO‐リングと同じだと考えてよいでしょう。

簡単に言うと、いずれも調べる対象と本人との波動的な共鳴度を測っているわけです。フーチは共鳴度を回転（右回りか左回りか）で表し、O‐リングは筋肉反射の強度（強いか弱いか）で、波動測定器は数値（＋－）で表しているのです。

私の場合には、O‐リングは看護婦の手を使っています。私が会ったことのない人が例えば肺炎になった場合でも、フーチと同じように、その人が側にいなくてもどの抗生物質が効果があるかがわかります。

このことから、肉体は見えないものを知るための精妙な道具であることがおわかりいただけるでしょう。

全てのものがつながっているからこそ、まったく会ったことのない人の波動がわかるのです。

これだけ確認できた意識波動の種類

私は長年フーチやＯ－リングテストを治療に活用しています。Ｏ－リングテストは、患者さんが服用している薬がその人に合っているかどうかや、どの程度飲めばよいかを調べたりします。フーチは、主に、患者さんの意識の状態やその変化を見るために使っています。

これまでに数多くの患者さんや関係者の方々の波動を見てきましたが、一口に波動といってもさまざまな種類があり、最近になって次々に新しい波動が現れてきて驚かされることも少なくありません。

確かなことは、患者さんの意識が高くなるにつれて高次元の波動が現れ、それにともなって病状が回復し、生命そのものである光の波動に近づいていくということです。まさに、私が口をすっぱくするほど患者さんに言っている「私は生命です」

という言葉通りになっていくのです。

ここで、これまでに私が確認できている波動の種類とその性質を簡単に述べておきましょう。波動の名称はあくまで便宜的なものです。

〈波動の階層の相対表〉

階層	波動	エネルギーと素粒子	言葉	ホルモン	次元
エーテル界	エーテル体（光子体）	光	寛容	ＴＲＨ	無限次元（超銀河）
霊界	霊体	光子・真空エネルギー	謙虚	ＴＲＨ	十一次元以上（超銀河）
精神界	精神体（小さい殻）	電子・宇宙エネルギー	恐怖・思いやり・やさしさ	アセチルコリン エンドルフィン アドレナリン	五次元以上十次元まで（銀河）
感覚界	感覚体（殻）	電子・陽電子・宇宙エネルギー	中庸	アドレナリン	一次元以上四次元まで（地球・太陽系）
幽界	幽体（感情体・殻）	陽電子・宇宙エネルギー	怒り・自己中心・憎しみ	アドレナリン ノルアドレナリン	○次元からマイナス十次元まで
魔界	悪魔（殻）	陽電子・宇宙エネルギー	不安・傲慢	ノルアドレナリン	マイナス十一次元以下
迷界	大悪魔・堕天使	不明	自己満足・盲目	不明	マイナス無限次元

＊ＴＲＨ：甲状腺刺激ホルモン放出ホルモン

人間の意識には階層がある

このように、波動にはさまざまな次元があり、本人の意識のレベルに応じて低い次元から高い次元へと進化していくことがわかっています。このことからも、人間は肉体だけの存在ではなく、霊的な存在であり、そこには階層的な構造があるということがわかります。

しかし残念ながら、ほとんどの人は－（マイナス）次元で、幽界・魔界レベルに留まっているのが現実です。四次元以下の次元は、前述した「私は人間です」という意識で、エネルギーをマイナス（ネガティブ）の方向に使ってしまっているということです。

中でも、間違った教えを頑なに正しいと信じて人々に説いている宗教家は、マイナス無限次元の堕天使に当たります。

地球・太陽系意識は一次元から四次元ですが、このレベルだと病気の場合には完全には良くなりません。病気が完治するためには意識が五次元以上に進化する必要があります。ガンの人は、十一次元以上で霊体波動が出るようにならなければいけません。さらに魂が出現するのは十一次元からで、十次元以下の人には魂はありません。よって魂の進化は十一次元より始まります。

また、元素の波動は微生物や病変と対応関係にあり、一般的に何らかの病気を患っている人からは反亜鉛の波動が出ていています。ガンの人は反砒素、分裂症の人は反硫黄、痴呆の人は反アルミニウム、難病の人は反ウラニウム、頑なに人を受け入れない自閉症の人は反アルゴンの波動、ダウン症の人は反水銀の波動が出ていきます。症状が良くなるにつれて、反鉛の波動、そして、反鉄の波動が出るようになっていきます。反鉄の波動は五次元~十次元までの人に出ます。十一次元の波動が出るようになった人は、反鉄の波動が消えます。

人は生まれた時より、反亜鉛、反ウラニウム、反砒素、反アルミニウム、反アルゴンなどの波動を持っています。ガンになる人は、赤ちゃんの時からガンになる人生を歩んでおり、難病になる人は難病になるように生まれてくるのです。過去の人生において、自分が蒔いた種を刈り取るために、そのような人生を歩んでいるのです。

神経伝達物質に関しては、マイナス十一次元以下の人からはノルアドレナリン、〇《ゼロ》次元～マイナス十次元までの人はアドレナリン・ノルアドレナリン、一～四次元の人は興奮性のアドレナリンが優位、五次元の人からは副交感神経を活性化するアセチルコリンの波動が出ています。

一般的には、まず、症状が良くなるにつれてアセチルコリンの波動が出ます。うつ病の人はよく寝られるようになるとセロトニンが、さらに、症状が改善し、心までも良くなると通常は出ていないメラトニンとエンドルフィンの波動が出るようになります。六～七次元の人はメラトニンの波動、八～十次元の人はエンドルフィンの波動が出ます。

このように、病状と意識の状態によって波動は刻々と変化（進化）していくのです。

ちなみに、先に述べたように、患者さんのゼロ歳児の写真で波動を調べたところ、やはり、それらの病気に対応した波動が出ていました。このことから、生まれる前から本人が特定の病気になることを決めていたことがうかがえます。

詳しくは後述しますが、地球・太陽系を超えた銀河の波動が出ている人というのは、他人の力を借りずとも自ら輝き、周囲にも強い光を放っている人だということです。恒星は自ら光を出していますが、惑星は自らは光っていません。

私がこれまで確認したところによると、意識が十一次元以上になると生命波動や光子波動、甲状腺刺激ホルモン放出ホルモン（TRH）、真空エネルギーなどの波動が出ています。さらに、無限次元になると光が出ます。全ての人は、もともと生命・神そのものなのですから、誰もが真空エネルギーや光のレベルにまで意識が拡大できるのではないかと思います。

大切なことは、エゴイズム（利己主義）をなくして自分が「生命そのもの」「神そのもの」であることを思い起こし、人格の向上を図るとともに周囲に光の波動を放つことであり、それこそがヒーリングだと言えるのです。

野島式エネルギー治療（ヒーリング）とは

さて、次に私が行っているエネルギー治療の説明に移りたいと思います。

初めに、エネルギーがどういうものかについて簡単にご説明しておきましょう。

まず、ここで私が言っているエネルギーとは、三次元の物理的な力ではなく、私たちの目に見えない、宇宙に偏在する根源的な力で、「神」あるいは「生命そのもの」と言えるものです。

それは、すべての生命を支え、生かしている力であり、これまでに「気」「プラーナ」「精気」「霊気」「サトルエネルギー」「宇宙エネルギー」などと呼ばれてきた最も根源的なエネルギーのことです。

当初、私からは「宇宙エネルギー」が出ていたのですが、最近では最先端の宇宙物理学で言われている「真空エネルギー」が出るようになっています。また、平成十五年一月一日現在では、「原点のエネルギー」（天照らす光）が出るようになっています。原点のエネルギーは無限次元の光である真空エネルギー（光子）を出しています。十一次元以下のビッグバン以後のこの宇宙は、マイナス光（闇の世界・物質の世界）です。ビッグバン以前の十一次元以上の世界は、光の世界（生命の世界）なのです。この本からも原点のエネルギーが出ています。それは、私がもともと無限次元の波動を持っており、私の意識（考え方や生き方）が向上するに従って、それに連動した形で宇宙エネルギーからさらにレベルが高い真空エネルギーへ原点のエネルギーへと変化してきているのです。一次元から無限次元までのすべての次元と私がつながったあとで原点にまで到達したのです。

真空エネルギーは、一見何もないように見える真空の宇宙空間に充満していて、百五十億年前ビッグバンが起きる前、インフレーションを起こしたエネルギーだと考えられています。つまり、あらゆる元素や波動を生み出した大本のエネルギーです。


結論から言うと、この真空エネルギーをマイナス（ネガティブ）に使うと病気になり、生命力が断たれるということです。なぜなら、真空エネルギーは、万物を生成し存続させている純粋な愛のエネルギーでもあるので、逆方向に働くネガティブな意識波動（＝醜く汚れた心）を持つことによって、真空エネルギーを損ない、結果的に生命力を遮ってしまうのです。

ちょうど、光の空間＝「健康」が、それを遮る障害物＝「低次元の意識波動」によって、影＝「病」をつくり出すようなものです。

病気になりたくない人は、隣の人を差別しないことです。隣の人に対して、自分にしてもらいたくないことはしないことです。隣の人がいかなる言葉を使っても、またいかなる行動をしても非難しないことです。たとえ、罰を与えても人は変わりません。やさしさを与えなくてはならないのです。隣の人は、まだ成長していない神なのです。

本来、すべての存在は原点のエネルギーから出た真空エネルギーをどのように使うかによって成り立っているので、そのことに気づき、意識をエゴから愛に切り替えることによって、誰もが元の光り輝く存在へと進化してゆくことができるのです。

要するに、私が行っているエネルギー治療（ヒーリング）は、原点のエネルギーを媒介し、放射することによって、意識を切り替えるきっかけを与えているわけです。そして、全ての人から原点のエネルギーが出るようになってもらいたいと願っています。

なぜ私から原点のエネルギーが出ているのでしょうか……。

私自身が不思議に思ってフーチで調べてみたところ、どうやら私が生まれた時から宇宙の無限次元の先の先とつながっていたためのようです。

宇宙の無限次元の先の先とは、古代ユダヤの神秘学「カバラ」で言われている、「無（アイン）」（超越神）のことです。カバラの教えによると、この宇宙は球体

（円）であり、まず全ての概念を超越した不可知な「無（アイン）」が凝縮したことで「無制約（アイン・ソフ）」となり、アイン・ソフがさらに凝縮して点が生じ、点は「無限の光（アイン・ソフ・オウル）」を放ち、限定された物質世界が生じた、とされています。

つまり、物質世界を作った無限の光を放っている大本のエネルギーが原点より出ています。そして、原点より先がアインの世界なのです。

これまで偉人・聖人と呼ばれた人の中でも、アインとつながっていた人は皆無のようです。イエスやブッダ、ダスカロスなどもアインの波動は出ていません。しかし、なぜ私が生まれた時から、「アイン」「アイン・ソフ」「アイン・ソフ・オウル」の波動が出ているのかはわかりません。

原点のエネルギーがチャクラを活性化する

いずれにしても、私が手で患者さんの体を擦ってあげると、たちどころに症状が緩和したり、消えていくのは、手から放出された原点のエネルギーが患者さんのチャクラを活性化し、その方の生命エネルギーの流れがよくなるためだと考えられます。私のエネルギーが強まれば強まるほど、患者さんの自然治癒力が急速に高まり、症状がやわらいでいくことがこれまでの経験からわかっています。

最近では、私が相手のことをまったく知らなくても、患者さんの家族が事故を起こしたから、あるいは手術をしたから、術後の経過が悪いので、と遠隔治療をよく頼まれるのですが、ドラマチックに良くなることがあるのです。

チャクラは一般的には七つあると言われていますが、実は無限にあり、それぞれの波動と関係しています。

例えば、七次元の波動が出ている人は、第一チャクラ（ムーダラーチャクラ）から第七チャクラ（サハスラーラチャクラ）まで開いています。

これまでフーチで患者さんのチャクラを調べたところ、皆さん第四チャクラ（アナハタチャクラ）は回るので、そこが開いていることはわかっていました。しかし、その方々からは思いやりや、やさしさやがにじみ出ているようには見えませんでした。

そのうちに、言葉にも波動があることに気づき、「やさしさ」の言葉を思って各人の波動を調べたところ、五次元の波動が出ている人から「やさしさ」の波動が出ていることがわかりました。

そして、六次元の波動が出ている人からは「思いやり」の波動、十一次元の波動が出ている人には「謙虚」の波動、さらに無限次元の波動が出るようになって「寛容」の波動が出ていることがわかりました。

また、銀河の波動が出るようになると、隣の人の心がわかり、隣人の苦しみを自分のことのように考えるようになります。しかし、症状は改善するものの病気はまだ残っています。病気が完治するには十一次元以上の波動が出るようにならなければならないのです。

十一次元以上の波動を超銀河の波動と言います（62ページ〈波動の階層の相対表〉を参照）。

当院では、私のエネルギー治療を受けて誰でも宇宙エネルギーの波動が出るようになり、最近では原点のエネルギーの波動も出るようになっています。

そして、症状が良くなった患者さんが、今度は他の患者さんにヒーリングができるようになり、今ではお互いにヒーリングを行う光景が当たり前のようになっています。

最初は、患者さんによって効果が現れるのにある程度時間がかかっていましたが、私自身のエネルギーが徐々にレベルアップしているため、今は効果が現れる時間が早くなってきています。ただし、患者さんの心は患者さん自身の気づきが大きく関与していることは変わりありません。

それにしても、放射するエネルギーが強まると、意識体は幽体（感情体）から感覚体へ、感覚体から精神体へ、精神体から霊体へ、霊体からエーテル体へと変化していきます。それによって、感情や思考、意識の歪みまでも自然に改善する働きがあるようです。恐怖が消えた時に霊体となります。

そのような患者さんの体験を通して、最近では「心が体をつくり、変えていく」と同時に、「体の変化が心も変えていく」こともあり得る。〝逆もまた真なり〟だと思うようになりました。

自分だけのことしか考えられなかったのが、症状が緩和することで心にゆとりが生まれ、人のことも思いやれるようになる、ということです。

「光の照射」を受けた後の意識の持ち方

このように、原点のエネルギーによって、歪んだエネルギーで凝り固まった体全体の緊張をほぐすとともに、患者さんの本来の生命エネルギーと共鳴させるのがエネルギー治療（ヒーリング）の基本原理です。わかりやすく言えば「光の照射」ということです。

エネルギー治療を受けた方は、温かさを感じたり、深いリラクゼーションや軽快感を味わうことが多いようです。それは、血液やリンパなどの循環がよくなるからだと思いますが、やがてはほとんどの方が元気になっていかれます。

ただし、ごく稀なケースとして、私が「このままゆけばこの方は絶対に助かるな」と思っていた人が、エネルギーを悪く使ってしまったために早くこの世を去ったり、良くなっていた症状が悪化したりする場合があります。

その原因は、周囲の人から勧められた健康食品や物に頼って「これ（物）が治してくれる」という甘い誘惑に嵌ってしまう場合と、痛みなどの自覚症状がひどくなった時に、「やっぱり、もうだめかもしれない……」という否定的な囚われの意識が出てきた場合などです。ですから、精神体（五次元）の波動が出ている人でも一時的には症状が消えて病気が良くなったように思えても、注意が必要です。

これまでに、物に頼る心が出てこなければガンが良くなったであろう人が数人いました。

あるいは、自分が良くなったことで、他者に対して「あなたの意識はまだこの程度」だと人を見下すような人もいますが、そのような場合にも直ちに本人の体に不調として反応が現れます。

精神体の上位の次元の波動が出ている人でもこのようなことが起こります。しかし、そのような人は、私に対する信頼がなくなったのではないので、すぐに良くなるようです。

このように、良くなっていた症状が悪化したり、不調になった時に、そこから何を学ぶかはまさに患者さんの意識に委ねられています。

エネルギーに良し悪しはありませんから、それをマイナスに使うか、あるいはプラスに使うかでまったく違った方向に進むのです。

意識体が進化するためには、誰でも経験やつまずきが必要です。いかなる体験であっても意識体を進化に導くことができます。それだけに、つまずいた時こそ自分の意識のあり方を反省できるかが問われているのです。

その意味では、どのような場合にも意識（生命）の力を信じ、さらにプラスに転じて、周囲に対する感謝と謙虚さを忘れないことが大切だと言えます。謙虚の波動が出ているということは、十一次元以上になっているのです。十一次元以上になると、フーチで霊体の波動がはっきりと出てきます。

そして、無限次元になるとエーテル体の波動、寛容の波動、光の波動も出てきます。つまり、意識が無限次元に至って初めて心が広くなり全てを許せるようになり、周囲を照らすことができるのです。

第3章　時空を超えた光のエネルギー

遠隔治療の体験例

さて、原点のエネルギーはこの宇宙を超えて存在しているため、三次元の時間・空間の制約を受けることはありません。ですから、当然遠隔地にいる相手にも効果を発揮します。

遠隔治療、遠隔ヒーリングという言葉をお聞きになったことがあるかもしれません。

ここで言う遠隔治療とは、医療の分野で使う遠隔地に住む人たちに対する最先端医療（遠隔医療とも言われる）のことではなく、あくまで原点のエネルギーによって行うヒーリングのことです。いわゆる、伝統的な仏教の加持祈祷なども遠隔治療の一種です。

実際に遠隔治療がどういうものかを知っていただくために、私が遠隔治療を行っている患者さんの例を三つほどご紹介したいと思います。

一人目は、イタリアに住んでいるオペラ歌手のＳ・Ｙさんの体験例です。

Ｓさんはもともとお母さんが当医院に来ていたのですが、イタリアに住むＳさんが体調が悪いということで数回の遠隔治療を行いました。するとＳさんの症状が改善し、今度は糖尿病で目が見えなくなってしまった友人の歌手でファビオさんという方の相談をしてこられました。そこで、私が電話を通してエネルギーを送ったところ、Ｓさんから次のようなメールが届きました。

高血圧が改善し怒らなくなった

●イタリア在住Ｓ・Ｙさんからのメール

皆さんお元気ですか。

私はこの五カ月間で首や肩の痛みも少なくなって、ここ二カ月近くはすっかり痛みを忘れています。また血圧も毎月計っていますが一度も高くなく、下も八〇以下に保っています。

一番不思議なのは、怒りっぽい私が怒らなくなったことです。最近では、怒ってはいけないといつも言い聞かせているわけではありませんが、怒るきっかけもありません。と言ってもやさしくなったわけではありませんが。

また、目に大きなものもらいができて顔半分腫れましたが、自分で手を当てて治りましたし、ブドウ膜炎も手で治して以来出てきません。

ファビオさんは犬に手を当てて二人?とも元気です。今月末、白内障の手術をするそうです。

アレルギーの季節です。毎年抗ヒスタミン剤を使っていましたが、今年は使わず、目や鼻の周りに手を当てたりして、ここでも手のひらを試しています。今のところ歌えるので、このまま薬なしでいってみようと思います。

私の犬は八歳です。月曜日に子宮、卵巣をとりました。

今回は発情期の二カ月後お乳が腫れて、私が手を当てたら腫れは取れました。が、それとは別に乳腺にできた米粒大の塊が脂肪の塊だとばかり思っていたら、ガンに発展しそうだというので手術しました。私が手を当てると気持ちよさそうに眠ります。

動物の回復力はすごいです。すっかり元気です。

久しぶりに薬局に犬の薬を買いに行きました。以前、私は薬局のお得意さんでした。

自分の手でおもしろいように治るので嬉しくて仕方がありません。

「私は生命です」。こんなに安くていい薬はありません。

では、また。

S・Y

このSさんのメールに対して、私は次のような返信メールをお送りしました。

北海道旅行で起きた参加者の変化

こんにちは。のじま医院です。

五月七日より十二日まで富士山と北海道へ行ってきました。

北海道へは患者さんたち七十九名と一緒でした。

意識が高くなっているグループでしたので、添乗員やバスガイドさんが驚いていました。一日目より二日目、さらに三日目と私たちが元気になっているのにびっくりされていました。彼女たちも日毎に元気になってくるのがわかるとのことでした。この集団の中にいるとみんな明るく元気になるそうです。土産物屋さんのご主人もびっくりされていたとのことです。混雑していても誰も不満も言わずに、自分の順番がくるのを待っているので不思議に思ったそうです。

その店のご主人から私あてにズワイガニが一匹無料で送られてきました。私は注文していなかったのに、感謝の気持ちだそうです。参加者全員がまた行きたいとのことでした。

動物を治療している人は、私の患者さんにもいます。イタチのフェレットという動物の腫瘍に手を当てているそうです。

私が側にいると思っていると、私から出る「光・原点の光」とSさんから出る宇宙エネルギーが混じったものがSさんの手から出てくるのだと思います。

次は、メールの文中にあるペットのフェレットの相談をされてきたT・Oさんの例です。

ショック死を免れたフェレット

●神奈川県T・Oさんからのお便り

うちの〝はなちゃん〟がすっかり元気になって、かわいらしさを振りまいている昨今なので、命の恩人の野島先生にお手紙させていただきます。

あれは、去る二月の寒い朝のことでした。

はなちゃんはいつも私の布団に潜り込み、まるで赤ちゃんと添い寝するようにしていますが、その日、六時四十分頃、たいへんなことが起きました。

のろのろと起き上がった主人が、ちっちゃいはなちゃんを踏んづけてしまったのです。それも自分の体重のかかったカカトで、この小動物に乗っかったのですから、さあ、たいへん！

私の目には、ヨタッと倒れ、マブタが閉じそうになっているはなちゃんの哀れな姿が映りました。でも、「大丈夫よ」と私は心に言い聞かせました。反面、「死んじゃうのかな?」という不安もありました。

この珍しいペットの主治医は、東京の中野にある動物病院に決めているのですが、こんな早朝にお電話しても通じないでしょうし、何も頼めそうにありません。それで思いついたのが野島先生です。のじま医院には私たち姉妹は以前からお世話になっております。

朝早くからお仕事をなさっている野島先生は、すぐに電話に出られて、私が「うちのフェレットが、もうダメみたいで……」と咳き込むと、「フェレットってなんですか?」とキョトンとしたご様子。

「西洋イタチ系のペットで、体重が六〇〇グラムほどしかない小さい動物なんです。その子をうちの主人が踏んづけてしまって……」などと説明すると、先生は「じゃあ、受話機を置いて、その子を両手で抱いていてください。エネルギーを送りますからね」とのこと。言われるとおりにして二十分ほど経ったら、はなちゃん、なんとムクムク動き出したんです。「助かった!」と私は嬉しくなってしまいました。

その数日後、中野の獣医さんに診てもらったところ、心配された脚も大丈夫とのことでした。歯肉がちょっと白くなっていましたが、それは貧血のせいだそうです。

この種の小動物で恐いのは貧血で、貧血が昂じてショック死することがよくあるとのこと。でも、はなちゃんはビタミン剤の注射をしてもらい、飲み薬をもらって服用させたので、どんどん回復していきました。

おかげさまでその後、特に問題なく私たちと楽しく暮らしています。

この子がかわいいのは、「シュッシュッ」とか、「コッコッ」とか、「ヘーヘー」とか声を出すところです。嬉しかったり、悲しかったりを声と表情で表すのですね。私が外から戻ってくると、ドアの影でちゃんと待っているのもかわいいんです。ニュージーランド生まれで、まだ六歳ですが、野島先生のおかげで、まだまだ長生きしてくれそうです。

本当にありがとうございました。

T・O

続いて、青森県のH・M君からいただいたメール、そして、四つ目のケースは、福島県のM・Sさんからのお便りをご紹介します。H・M君は、私の二冊目の著書『意識が病気を治す』にイラストを投稿してくれた青年で、M・Sさんは、長年体が不自由だったおばあさんです。

自閉症の友人と出不精のおじいさんに変化が

●青森県H・M君からのメール

さて、ここで先日と今日の遠隔治療の時に先生にお話した最近の出来事を書きたいと思います。

まずは、二週間くらい前の出来事です。

僕の知り合いに中学三年生で登校拒否の男の子がいます（仮名をK君にします）。K君とは一年前にある塾で知り合ったのですが、聞くところによると自閉症気味らしく、自分から話すことはありませんでした。

そして、去年の五月から七月までひょんなことから僕が勉強を教えることになりました。

最初はどういうふうに接してよいか迷いましたが、野島先生の言うとおりにK君に押し付けずにただただ与え続けました。そのうちにK君は心を開いてきて、少しずつ話すようになっていきました。その後、K君と会ったのは去年の十二月が最後で、今年に入ってからは会っていませんでした。

しかし、二週間くらい前に突然K君から「顔見たくなったから遊びに行っていい?」と電話がかかってきました。「いいよ」と言ったものの、僕は内心ビックリしていました。K君が自分から電話をかけてくること自体今までだったら考えられないことです。

しかも、電話がくる二日前に母とK君のことについて話していました。先生がいつも言っている「想いはすぐに伝わりますよ」ということを実感しました。

遊びに来たK君は、前よりも意欲が出てきたように思います。「通信制の高校に行きたい」とか「最近人がいないから退屈だ」とか少しずつ人との関わりを求めてきているようです。明らかに出会った頃から変わってきています。

K君がこれからどうなっていくか楽しみです。

もうひとつは、僕のおじいちゃんについてです。

四月の入院から帰ってきた後、僕は「自分がエネルギーを送ってみたらどうなるだろう?」と思いおじいちゃんにエネルギーを送ってみることにしました。

先生と同じように住所と名前を書いて、その上に手を置いてイメージする、というふうにしました。朝六時半頃、ほぼ毎日一カ月間送り続けました。

そして、このあいだおじいちゃんに会いに行きました。

残念なことに、おじいちゃんは出かけていて会えませんでした。しかし、おばあちゃんに「最近おじいちゃんは元気?」と尋ねると、「元気で元気で。少しやめたら? というくらい散歩に出かけるようになった」と言いました。またまた、僕はビックリしました。

おじいちゃんは、前まで寝転んではテレビばかり見て、具合が悪いとすぐ心細くなり、あまり外に出ず、どちらかというと尻に敷かれてるような人でした。ところが、最近は散歩に積極的に行くようになり、万歩計の歩数をカレンダーに記録するようになりました(五月になったら散歩の回数も四月より増えていました)。

そのうえ、自分の意見を言うようになってきて、おばあちゃんの言うことをあまり聞かなくなってきたようです(笑)。前までのおじいちゃんを思うとちょっと信じられないことですが、おそらく僕を通して先生のエネルギーが入ったんじゃないかなあと考えています。

以上が最近のビックリした出来事です。面白半分でやっていたので自分自身が一番驚いていますが、しばらく続けてみようと思います。
そして、いつかは話をしているだけで、微笑んでいるだけでも相手が心地よく幸せな気分になるような、そんな存在になりたいです。

H・M

退院後主人がやさしくなった

●福岡県M・Sさんからのお便り

お忙しい先生に読んでいただくこと、恐縮に思いましたが、あまりの嬉しさに一筆させていただきます。お許しくださいませ。

この度の三泊四日の入院は、私にとりまして新しい人生を夢見ることができるスタートの日になりました。退院後、荷物があるからと夫が、下関駅のホームの電車の降り口の一番前で待っていてくれました。

「先生がご主人がやさしくなりますよ……」と言われていましたことが、現実になりました。

夫の後をトボトボと歩きながら涙が止まりませんでした。

入院の度に思うのですが、二階での真面目雑談で自分の体験を泥吐きすることで心が軽くなるのでしょうか。泣きながら一生懸命におしゃべりをして、明るい顔になりながら自己紹介ができるのですね。

先生がおっしゃっていたように、この頃買い物に行っても、八百屋のむっつりおじさんが挨拶をするやら、魚屋のおばさんが生まれたばかりの孫を見せに来て、「一年になったら空手道場に行かせますからよろしく」等々、陽気のせいでおかしな人がこの頃多いよ、と夫に話していたところです。

二階のあの場所は患者にとりましては聖地です。精神（心）の生まれ変わる場所です。

先生は傍らに居て見守ってくださるし、朝早くから治療を受け、エネルギーをいただき、心は癒され、元気になってのおしゃべりです。

家の伝統に見守られながら、五体健全な身体を両親に育てていただいたことに感謝しながらも、自我のために心の使い方が悪く病気になり、そのためにいろんなことの気づきを得ました。

〝私は幸せにして病気を得たり〟の思いです。

病気が先生との出会いをつくってくれました。

そのうえ、私の心を生み直し心の更正をもしてくださいました。

今日から身体も心も生まれ変わります。

このご恩に報いるために、先生の心を心として、皆の幸せと社会平和のために歩き出します。

ありがとうございました。

M・S

自分が変われば周りも変わる

このお二人に共通して起こったことは、ご自分が変わったことにより周りの人にも影響を及ぼして、しかもその影響が良い方向に向いているということです。

H・M君からは、このメールの後、「いとこがバイト先に就職できるように祈っていたら、一週間後に本採用が内定した。また、祖母にエネルギーを送ったら愚痴がパタリとなくなった」とのメールをいただき、さらには、大検ですべての科目を合格したとの報告もいただきました。

また、M・Sさんは自分自身が変わったことにより、夫の態度がやさしくなったということを報告してくれています。

このお二人のように、当医院の患者さんにはいろいろな変化が起こっています。

以前は、患者さんが少しずつしか変化せず、「変わったのかな？　どうなのかな？」というような程度の変化しか起こりませんでしたが、今では入院患者さんが退院後、家に帰ってみたら家族が変わっていたというようなことがざらに起きているのです。

後で、私がフーチを使ってH・M君のおじいさんのエネルギー状態を調べたところ、私から出たエネルギーがおじいさんにたくさん入っていることがわかりました。

これは、H・M君が当院の遠隔治療の会員だということにも大きく関係していると思われます。

なぜかと言いますと、遠隔治療の会員の方には、私が一日置きにエネルギーを送っているからです。会員になられたばかりの患者さんの場合は、その送られたエネルギーを日々の生活の中で消費してしまい、人に分け与えるほどは残らないのですが、彼のように意識体が進化した患者さんの場合は、私からのエネルギーを自分自身だけでなく人のために使うことができるようになるのです。
通常は、相手に直接手で触れることによってエネルギーを分けてあげるのですが、彼がかなり成長しているので、私と同じように、遠く離れた人にエネルギーを送ることができたのです。

次にご紹介するのは、お姉さんが危篤になられたR・Kさんからいただいた体験報告です。

危篤の姉が奇跡的に良くなった

●鹿児島県R・Kさんからのお便り

私の姉（八十四歳）の危篤状態からの回復過程を記します。
私の姉は、高血圧と脳梗塞のため、歩くのが少し不自由で入院中でした。

危篤の電話を受けて私は福岡へ向けて出発。

途中、姉が福岡市医師会成人病院センターへ救急車で移送された旨連絡がきました。

十四時頃病院に到着。既に集中治療室で医師、看護婦が忙しく救急処置をしていました。姉に声をかけて、わかるかと尋ねるがはっきり判断できないようでした。息子の話では前の病院で三回呼吸が止まってしまったとのことでした。

姉の病状は検査中とのことで話してもらえませんでしたが、全身が激しく痙攣し、発熱していました。見たところいつ息が止まってもおかしくないように思えました。

野島先生へ電話を入れて遠隔治療をお願いし、先生の指示に従って小生がエネルギーを入れようとしましたが、救急治療があり忙しく思うようにタイミングを合わせられませんでした。

治療の合間を見て数回エネルギーを送りましたが、その都度「楽になったか?」と尋ねると姉はうなづいたようでした。

小生のエネルギーが小さいので駄目かと思っていましたが、姉の心に通じたのか、救急センターの懸命な治療と野島先生のエネルギー注入が効を奏したようで、夕方には痙攣は続くが熱も下がり少しずつ快方に向かっていくようでした。

一夜明けたらなお良くなっていました。

続いて、その日も野島先生のエネルギーをもらい、指示どおり胸に手を当て祈りました。痙攣は続くが弱くなり、熱も三十七度位となり、午後になったら痙攣もほとんどなくなりました。

もう心配ないと確信したのでした。

以上が今回のあらましです。

R・K

行方不明の息子が戻ってきた

最後に、行方不明になった息子さんが無事生還した方からのお便りをご紹介しましょう。

ある晩、患者さんから夜の十時くらいに自宅に電話がかかってきました。

電話に出た妻の話によると、その患者さんはひどく取り乱した様子で、子供が行方不明で生死がわからない状態なので、私に生死を調べてほしいとのことでした。

私は話を一通り聞いた後、その子供の状態をフーチで調べたところ生きているようだったので、妻に「大丈夫だよ」と伝え、その子供に遠隔治療をした後で、また床につきました。

以下は、電話をくださった方がその出来事の顛末をお手紙にまとめてくれたものです。

●鹿児島県N・Iさんからのお便り

去る九月十六日夕方より、小学五年になる息子の行方がわからなくなりました。近所の方や同級生の親、それに警察、学校の先生の協力を得て探し始めました。県外へ単身赴任している夫にも連絡を入れ帰宅してもらいました。夜十時頃、真っ暗な近所の河原を一人で探していた時、ふと野島先生に「生死」の波動だけでも見てもらおうと思い、夜分申し訳ないと思ったのですが病院に電話を入れさせていただきました。

奥様が出られ、とりあえずこちらの事情を説明し、住所、氏名を告げ、いったん電話を切りました。

結局、息子はその夜十二時近くになり目にいっぱい涙をためて戻ってきました。聞けば天井裏で寝込んでいたそうです。

夜中でしたので、先生には息子が見つかったことは電話しなかったのですが、次の早朝、奥様から電話があり「息子さんは大丈夫ですよ」と言われ、とっさに「先生はやはり見えているんだ！」と驚きました。

先生は夜エネルギーを入れてくださったようで、ありがたいやら申し訳ないやら。しかし、翌々日も息子は不安定な状態で私とぶつかりました。

学校で天井裏にいたことをからかい半分に言われ始めているようです。

それから数日後、不思議に電話の対応や他人への態度が安定してきた息子を見て、「この子はこんなにコロコロ変わって、脳に障害でもあるのでは？」と思った矢先、野島先生から電話があり、「どうですか息子さんの様子は？　エネルギーを入れていましたがすごく波動が良くなっていますよ！」。

先生、脱帽です！　以前は娘を救っていただいたうえ、今度は息子まで。本当にお世話になりました。引きこもりの子供を持つ親の気持ちが垣間見えたような気がします。

一面識もなくても効果が出る遠隔治療

以上のケースはほんの一例で、他にも、遠隔治療によって脳梗塞や脳動脈瘤、卵巣嚢腫、肝臓ガン等々、いろんな症状の方々が改善されています。

現在、遠隔治療の会員さんは千五百名を越えていますが、その中には、私と一面識もない方も少なくありません。以前、パラグアイに住むHさんの娘さんが腰痛で眠れないと言われるので、一度もお会いしたことのない娘さんにエネルギーを送ったところ、三日目に「娘の痛みが消えて眠ることができるようになった」と、Hさんが涙ながらに電話をかけてこられました。

私のことを知っているか知らないかは関係なく、効果が現れるのです。

私は、毎晩夜中に会員名簿にある方々に向けてエネルギーを送っていますが、ほとんどの方々が症状が緩和したり、何となく調子が良くなったり楽しくなると言います。

また、私の側に近づいただけで癒されたり、講演を聞いたり、あるいは当医院の玄関を入っただけで体が温かくなったという患者さんもいます。それだけエネルギーが高まっているということは、原点のエネルギーというのは、純粋な心で人に施しをすればするほど高まっていくものだということの証だと思います。

過去世のコースから外れよう

前章で触れたように、病気になる原因として過去世での行いがあります。

つまり、過去に病気になる「種」が蒔かれていて、それが今生で病気や事故などの「実」として形になってしまうということです。難病になったり、ボケてしまったり、引きこもりになってしまうのも、結局のところは自分自身の心が決めていて、現世においてそうなるように一生懸命努力をしている人がほとんどです。

でも、そのコースを外れさえすれば病気はなくなるのです。それは実に簡単なことで、何度も言っているように、本来の生命そのものである自分に還ればいいだけなのです。

言い換えれば、単に「人間として」生きるか、あるいは、霊的な「生命として」生きるかの違いが、病気のままの人生を送るか、光の人生を送るかの分かれ道になると言えるでしょう。

ですから、私は患者さんに対して、「心をきれいにすることで、もう病気とはさよならしましょう」と言っています。

このように、病気と心の持ち方、エネルギー治療の関係がわかれば、遠隔治療なども決して私だけができる特別なことではないとおわかりいただけると思います。

現に、今回ご紹介した方のように、患者さんの中には遠く離れた人にエネルギーを送れるようになった人が何人も出てきています。

このような人がどんどん増えていくことによって、世の中が良い方向に変わっていくと思いますので、私はとっても楽しみにしています。

旅行の後から出てきた新しい波動

さて、真空エネルギーの働きについてご理解いただくための体験談をもうひとつ。

今年の五月九日から十二日まで患者さんたちと北海道に行った時の出来事をお伝えしたいと思います。

前章でも少し触れましたが、この北海道旅行というのは、当医院が主催したものでなく、北海道在住の方が企画立案され、それに私が招待されるという形でした。大々的に募集したわけではなかったらしいのですが、何と総勢八十名ほどのツアーになっていました。

その北海道旅行の後、旅行に参加された人やその家族に劇的な変化が起きたのです。第一には、参加者の中にこれまでには見られなかった「質量」の波動が出てきたのです。

質量というのは、無重力の状態で測られる物質の量のことで、アインシュタインのE＝MC^{2}の法則で知られるMです。エネルギー（E）は、質量（M）と光速（C）の二乗した値に比例することがわかっていますので、質量の波動が出ているということは、エネルギーが高まっていることが予測されるのです。実際に質量の波動が出ている人たちは、「体重は変わらないのに体が軽く感じる」と言っています。

エネルギーが高まれば、周囲の人たちにも好影響を及ぼしますから、質量という新たな波動がどのような影響を及ぼすのか注意深く見ていきたいと思います。

それでは、ここでいくつかの波動の性質について説明しておきましょう。

波動の種類については前章で触れましたが、質量の波動は、精神体の波動が出ている人から出ています。そして、精神体以上の意識体の波動と逆の働きをする感情体（幽体）の波動というものがあります。この感情体の波動が出ると、感情がコントロールできなくなります。

北海道旅行に参加した方々から質量の波動が出てきたということは、参加者たちが感情のコントロールができるようになってきたと思われます（これは、私がフーチで調べた結果で、実際の方に会っていないため「思われる」という表現にしました）。

自分の感情をうまくコントロールするには、質量の波動が大きくならなければなりません。これまでの測定結果から、質量の波動の大きさと心の大きさとは同じだと考えてよいと思います。

北海道旅行の参加者だけでなく、当院で治療を受けたことのある人は、「体重が変わらないのに体が軽くなった」と言われる方が少なくありません。これは、治療を受けたことによって、質量の波動が大きくなったためだと考えられます。質量の波動が大きくなるということは、質量そのものが大きくなることと同じではないかと思いますが、「質量とは一体何なのか？」については、私なりに現在勉強しているところです。

そして、これまで私が調べたところによると、五次元から十次元までの間で質量の波動が大きくなった人は、超新星、中性子星、変光星、クエーサー、青色巨星の波動が出てきます。

これらの波動が出てきた人は、地球・太陽系だけに限定された考え方をやめた人です。いわゆる、この世的な知識や常識に囚われなくなってきた人です。地球・太陽系以外の星の種類に関しては、別表（106・107ページ〈天体の種類〉）をご参照いただくとして、ここで重要な点は、私たちは宇宙から生まれてきた存在であり、宇宙で起きていることは私たちの中でも起きているということです。マクロの法則はミクロの法則と相似形であり、波動レベルにおいても同様の現象が見られるのです。

つまり、私たちの意識と宇宙の生成・発展（進化）は共鳴・共振しており、意識が拡大・進化するにともなって、太陽系を超越した星の波動、さらに宇宙のはるか彼方のビッグバンが起きた時の波動が出るようになるということです。そして、ビッグバン以前の状態も意識が拡大するとわかるようになります。

意識は宇宙の進化と共鳴する

完全に知識や常識に囚われなくなると、霊体の波動が出てきます。

さらに意識が拡大して、宇宙的な意識（光）に近づくと中性子波動が出てくるようになるのですが、北海道旅行の参加者の八～九割の人に、この中性子星の波動が出ています。

この中性子星の波動は、超新星の波動が出た方がさらに進化した場合に出る波動です。そして、中性子星の波動が出ている人の家族には質量（精神体以上）の波動も出ています。

中性子星は光の星です。つまり、家族の中に一人光を出す人がいることによって、周りの人が照らされる。その強い霊的な光に照らされた結果、家族の心が変わり、質量の波動が出てくるのです。

また、旅行参加者の中で中性子星の波動から意識がさらに拡大して、セファイド型変光星の波動に変わってきている人が数人います。セファイド型変光星の波動が出ている人の意識が拡大すると、いずれクエーサーやビッグバンが起きた時の波動が出てくることが予想されます〈〈天体の種類〉の表参照〉。

このように、皆さんの意識の変化、意識の拡大は宇宙の広がりと全く同じです。大宇宙で起きていることは、小宇宙である皆さん自身の中でも起きているのです。従って、皆さんの意識がさらに拡大していくと、全ての存在はひとつになるのです。

私は、それこそが宇宙を創造したエネルギー＝神との一体化ではないかと思っています。

それを暗示するように、中性子星の波動が出ている人には同時に銀河系ホワイトホールの波動が出ています。ホワイトホールは、現在の宇宙天文学の研究ではまだ発見されていませんが、私はおそらく中性子星もホワイトホールと関係あるのではないかと思っています。

〈天体の種類〉

恒星	中心部で核融合反応が起こっていて、核エネルギーによって自ら輝いている星。
惑星状星雲	質量が太陽の八倍より軽い星の末期には中心で水素がなくなり、ヘリウムの核が形成される。この核がある程度大きくなると外層の水素に富む層が放出され、中心星の周りに雲状に広がる。これが惑星状星雲。
超新星爆発	質量が太陽の八倍以上の星の進化の最後に起こる大爆発のこと。星の中心部に形成された、鉄のコアの重力崩壊の反動で星の外層が吹き飛ぶことにより引き起こされる。核融合反応によって、ヘリウムより重い元素（炭素、酸素、窒素、硅素、鉄など）を作る。超新星爆発や惑星状星雲星の形成に伴って、星間空間に戻される星からの質量放出が、次世代の星の形成に使われる。
白色矮星	太陽の八倍以下の質量の星が終末を迎え、星の外層を放出して惑星状星雲となった後、中心に残される超高密度の天体。核融合反応は起こっておらず、余熱だけで光っている。大きさは地球程度だが、質量は太陽ほどある。
赤色巨星	中心部で水素が消費し尽くされ、ヘリウムの核が形成されると外層が膨張。このため表面温度が下がり、星の色が赤くなるため赤色巨星と呼ばれる。

中性子星	質量は太陽程度で半径は十キロメートルしかない非常に高密度な星。中心密度は原子核の密度と同程度で、一立方センチメートルあたり十億トンを超える。このような超高密度では、電子は原子核の陽子の中に吸収され、ほとんどの陽子は中性子となるために中性子星と呼ばれる。中性子星は超新星爆発で作られ、約一秒の周期で電波を放出している。
ブラックホール	脱出速度が光速を超えた星。太陽の約三十倍以上の質量を持つ星は、超新星爆発の後、残った中心部分がブラックホールになる。光さえも脱出できないので、外からは観測不可能。質量が太陽の十倍位のブラックホールは、星の進化の最後に起こる鉄のコアの重力崩壊によって、また、質量が太陽の三十倍より重い星では、重力崩壊でできた中性子星に大量の質量がさらに落ち込んでブラックホールになると考えられている。
クエーサー	可視光で強い輝線を持ち、非常に大きな赤方偏移を示すコンパクトな点状天体。赤方偏移は宇宙の膨張によるドップラー効果なので、宇宙の果ての最も遠方にある明るい活動銀河だと考えられている。
変光星	明るさが変化する星。観測技術が進むにつれて精度の高い観測が行われるようになり、ほとんどすべての星の明るさが多かれ少なかれ変動していることが明らかになった。また、明るさはほとんど変わらないが、スペクトル線の強さが変動するなど、ある観測量が激しく変動する星も変光星と呼ばれる。数多くの種類の変光星が発見されており、中にはなぜ明るさが変化するのかわかっていないものもある。主に、脈動変光星、食変光星、激変星、閃光星などがある。

わかりやすく言うと、ホワイトホールの波動が出ている人は「与える人」で、ブラックホールの波動は「奪う人」です。

私がフーチで確認したところ、ほとんどの人はエネルギーを奪うブラックホールの波動が出ていて、その波動が大きい人ほど心が歪んでいますし、間違った生き方や考え方をしています。反対に、ホワイトホールの波動が出ている人は、おそらくブラックホールの波動が出ている人を暖かく見守る生き方や考え方をしているのではないかと思います。

今後、さらに中性子星以上の波動が出ている人の生き方、考え方を見守りたいと思います。

他に、これまでの波動測定から次のようなことがわかっています。

超新星（精神体）の波動が出ている人は、反鉄の波動も出ていますが、十一次元の波動が出るようになると反鉄の波動が消えます。反元素の波動が全て消えるということは、物質に関するこだわりがなくなってきているのではないかと考えられます。

例えば、反ウラニウムの波動が出ている人は、十次元以上にならないとその波動は消えません。最近は、私の周囲に無限次元の波動が出る人が多くなっています。この方たちからは質量の波動が消えますが、今後の役割が注目されます。

星の波動と堕天使の波動

意識が五次元以上になると、精神体の波動が出るようになります。

基本的には、五次元まで行くと「傲慢な心になる」などというようなことはありません。ただし、超新星の意識でまだ中性子星のレベルに至らない人は、ある程度意識レベルが落ちる場合もあるようです。一時的に慢心の波動が出る人や、かつては星の波動が出ていた精神世界の著名人で、最近は星くず（白色矮星）の波動が出ている方もいます。

このように、以前は輝きを放っていたのに今は輝きを失ってしまうということがあることから、人間の意識というのはどうにでもなるということの証左かもしれません。

これまでに、意識が五次元まで上がった人で、その後、意識体が醜く動揺したために治っていたガンが再発し、命までなくしてしまった人がいます。これは、自分自身でエネルギーを悪く使ってしまったためだと思われます。くれぐれも自戒したいものです。

さて、北海道旅行を境に患者さんの波動が大きく変わってきたことは確かなのですが、残念なことに、参加者の中に一人だけ堕天使の波動が出ている方がいました。私の周りにいる人でこのような人が出現するのは何か意味のあることなので、これも暖かく見守りたいと思います。

北海道旅行を機に起きた意識（波動）の変化について、今度は当院の職員の体験談をご紹介したいと思います。

当院には三人の事務員と六人の看護婦がいます。

かつて、私はエネルギー治療や病気の考え方について個々の患者さんにはよく話していたのですが、職員にはそのような話をしていませんでした。

そのため、私の治療を受けた患者さんや講演会などに来られる方々と、その人たちをお世話する職員との間に認識のギャップが生まれ、理解度にかなり差がありました。

誠に恥ずかしいかぎりですが、職員より患者さんの方がはるかに意識が高いという状況だったのです。患者さんの中には「先生は立派なことを言っているのに、職員の人はそうでもないのね」などと言う人もいました。

確かに、患者さんを指導するべき立場の人たちがこのような状態では困るので、私は講演会がある度に、その日参加可能な職員を講演会に参加してもらうようにしました。

それによって、少しずつ患者さんとの差が埋まってくるようになったのです。

そんな折、五月の北海道旅行に、当院の事務長であるＡさんが奥さんと一緒に同行しました。

私の講演会では、いつの頃からか前日講演会場の近くに宿泊し、講演会に参加する患者さん方と一緒に食事をしたり、お話をしたりする時間を設けていました。

その席で、他の参加者の方々と同様にＡさんにも大きな意識の変化が起きたようです。

Ａさんは他の職員よりも私の講演会などに多く参加していて、ある程度は私が行っている治療内容を理解していたようですが、患者さんと比べるとやはり差がありました。

しかし、旅行に同行したことでAさんの意識もかなり変わったようで、次のような感想文を書いてくれたのです。

今まで味わったことのない体験

●Aさんの感想文「北海道旅行に参加して思ったこと」

本当に、今回の旅行は自分にとって有意義な旅行でした。

心の洗濯をするために行ったと言えます。

今回の旅行には私の妻も同行したのですが、周りは病院の患者さんで知らない人ばかりだというのに、ちっとも気疲れもしなかったと言っていました。

また、病院の患者さんたちの集団を見た人がよく言うのですが、妻もそれに漏れず、患者さんたちの集団から流れる雰囲気は外と違う、初めて体験するものだと言っていました。

私自身も今まで味わったことのない穏やかな雰囲気なので、「ああ、他の職員も一緒に来たらよかったなあ」と思いました。

この独特な集団の中で行動して、先生の講演会を聞いたり、一緒に食事をしたり、共に行動するにつれて、旅行に参加した人たちの表情がどんどん変化していくのがわかりました（自分と妻も含めて）。

今まで先生の講演会は何度も聞いたのですが、今回の旅行での懇親会後のお話は、特に素直な気持ちで聞くことができました。

これは、講演会と懇親会後のお話とでは、その場の雰囲気がとても違うためだと思います。

帰宅後三日ほどで、私自身も行動や言葉使いが変化しているのに気がつきました。旅行中、私が変わるきっかけとなったことがいくつかあったのですが、その中に、明らかに自分の心が変わる出来事がありました。

他の旅行に参加された皆さんにとっては何でもない出来事だったかもしれないのですが、私にとっては目から鱗というか、まさに心が洗われる思いでした。

それは、三日目の宴会が終わった後の、恒例の先生の雑談の中で、二日目に行った海産物のお土産屋のことを話された中にありました。

せまった時間の中で、誰一人我れ先にとか、人を押しのけて自分だけは、という人がいない集団に対して、お土産屋の店主がびっくりしていたという話をされて、「今の世の中は自分だけはという気持ちの人が多い中で、皆さんはすばらしい集団なんですよ」と誉めてくださいました。

しかし、私は人を押しのけるようなことはしませんでしたが、かなり時間を気にしてあせっていた自分を思い出し、恥ずかしくなりました。そして、本当の意味で反省できたのでしょうか、心の中に心地よい風が吹いているような気分になり、こんな気分は初めて味わう気分でした。

私は、先生の講演会には何度も同行していますが、懇親会後の話を聞く機会はありませんでした。今回初めて体験してその場の雰囲気にびっくりしました。

講演会の時は勉強会のような感じで、しっかり聞かなければという思いもあり、身構え緊張した状態でしたが、懇親会後のお話の時は皆で車座になり、和気あいあいととてもリラックスして、自然のままにというような気持ちで話を聞くことができました。

先生の旅行に同行している患者さんたちは、このような気分を味わいたくて先生と一緒に行動しているのだと思いました。
とにかく、言葉では言い表せない雰囲気が講演後の先生の話の中にはあるのです。
未体験の人は一度体験してみてほしいと思います。
今回の旅行に参加できて本当に幸せでした。
先生、今度また何かある時は是非お願いします。

A

もう一方、旅行の参加者の方からいただいたお便りをご紹介したいと思います。
未熟児性脳性マヒの娘さんを持つK・Uさんで、母子共に旅行を機に大きな変化がみられたようです。

北海道旅行を振り返って

●鹿児島県K・Uさんからのお便り

「完全に治りますよ」と野島先生の一言。「えっ⁉」と思った瞬間、涙が溢れてきました。北海道旅行の途中、娘（四歳）の足を触ってくださったのです。その直後、娘はゆっくりかかとをつけて歩いて見せました。とても嬉しそうに、楽しそうに――。

娘は妊娠二十五週、八一〇グラムで生まれました。やっと命は取りとめたものの「未熟児性脳性マヒ」という病名、脳に石灰化が起こってしまったのでした。

三歳まで歩けずに、やっと歩けるようになってもピョコピョコとつま先立ちでとても不安定な状態でした。「普通に歩いてほしい」という一心でできるかぎりのことをしてきました。通院、リハビリはもちろん、有名な県外施設への長期入院、その他、祈祷師、整体、抱っこ法、漢方薬、導引術、宗教、外気功療法、ｅｔｃ。でもどんなに努力したりお金をかけたりしても、不安は消えませんでした。

ところがです！　旅行以来受診のたびに見る見る娘は変わってきました。保育園でも保育士さんやお母さんたちが本当に驚いています。発育相談の先生からも、足だけでなくその成長ぶりに目を見張るものがあると大変喜んでいただきました。今はもう不安の代わりに大きな期待でいっぱいです。

北海道旅行に行こうと決めたのにはもうひとつ理由がありました。私は主人と結婚してからずっと喧嘩ばかりしてきたのです。カウンセリングや癒し、コミュニケーション法を習うなど、努力はするものの、いま一歩納得できないものがありました。

野島先生の阿久根での講演会を聞き、「この先生だ！」と思いました。主人や母を半分だまして無理やり連れて行きました。あの頃は「主人さえ、母さえ癒されたら私たちの人生は良くなるのに」という気持ちだったのです。「野島先生ならなんとかしてくださる」と思いました。

でも旅行の最後の日、帰りの飛行機の中で「あなたが変わりなさい」との先生の一言。まさにその通りでした。旅行中のあのスムーズな団体行動。全く混雑もハプニングもなく、なんだかあったかい気分でいることができました。バスガイドさんも「この団体はいつもの団体と違う」と感動して、最後はみんなとしっかり握手していらっしゃいました。私も一日、二日と経つたびに不思議な落ち着いた気持ちになっていきました。

今考えるとやっとわかります。一緒にいる人を受け入れ許す。まさに今やっと主人を尊敬し大切にしたいと心から思えるようになってきました。

娘のおかげで多くを学び野島先生に出会えました。学びは深くまだまだですが、みんなで楽しく生きていきたいと思います。
全てに感謝しています。

K・U

第4章　奇跡的治癒のメカニズム

粒子性と波動性を持つ「光」

「私は生命です」という意識が病気を治す。

そして、生命は霊であり、神であり、光であると述べました。

そこで、この章では、「光」をキーワードに、奇跡的な治癒が起きるメカニズムについて解説を試みたいと思います。全てを内包した「光」というものが、最もエネルギー治療（ヒーリング）の本質を言い表す言葉だからです。

ではまず、光とは何なのか、簡単に復習しておきましょう。

皆さんもよくご存知な万有引力を発見したニュートンは、光の実態を粒子であると考えました。しかし、その後、ホイヘンスという物理学者が現れて、光は波であると言い、それ以降物理界では、光は粒子なのか、それとも、波なのかの論争が続きました。

その後、量子力学の登場により、光を含む全ての現象には粒子性と波動性の両面があると捉えられるようになりました。

光の粒子性については、光をある金属の表面に当てると、そこから電子が飛び出す光電効果という現象が確認されていて、それを活用した製品も作られています。

一方、波動性については、真っ暗な部屋に少し隙間を開けてそこから光を入れると部屋全体が薄明るくなることなどから、光が波動性を持っていることが確認できます。

このように、光は他の全ての現象と同じように、粒子性と波動性の両面を持っていることは科学的にも経験的にも明らかなことです。

そして、光は電磁波の一種でもあります。

私たちの目に光として感知される太陽光線は電磁波の一種であり、一秒間に振動する回数により光の色が決まります。一秒の振動数が最も多いのが紫色で、振動数が最も少ないのが赤色です。そして、赤色よりも振動数が少ない赤外線は肉眼では見えない熱として感じることができます。さらに、遠赤外線や紫外線など徐々に波長が長く（周波数が低く）なっていきます。

宇宙は無数の光に満ちている

このことから、宇宙は一秒間の振動数＝周波数（波動）が異なる無数の光に満ちているとも言えるわけです。ですから、私は、宇宙の創造エネルギーである「原点の光」のことを根源的な「生命」、あるいは単純に「光」と表現しているわけです。

また、「霊」というのは目に見えない光の世界全体のことを意味します。すべては一体なのです。その意味で、私たちは究極的には皆、「生命」であり、「霊」、「原点の光」なのです。そして、全ては大生命に所属しています。もともとすべては原点から出てきたのです。

ここでは、言葉をわかりやすくするために、全てをひっくるめて「原点の光」と呼ぶことにしましょう。これまで説明してきた私たちの意識や波動は、言うならばこの「原点の光」が変質したものだと捉えていただければよいかと思います。意識の波動が高ければ高いほど「原点の光」に近く、低くなるにしたがってその逆方向になります。

最近、中性子星、クエーサー、さらにビッグバンなどの星の波動が出ている人が増えてきているということは、エネルギーの源である「原点の光」の意識に近づいてきているということで、次元で言うと八次元から十次元以上に当たります。

さて、光はエネルギーであり波動ですから、同じ周波数（波動）を持つものと共鳴現象を起こします。共鳴現象が起きることで、想像を絶するパワーが発生します。

そして、どんな人も「原点の光」から生まれてきている以上、そのエネルギーと共鳴する性質を持っています。その意味で、「原点の光」は「神」と呼ぶこともできるでしょう。宗教において「神が全てを創造した」、「神は光なり」「神はあなたの中に宿る」などと表現されてきたのは、まさにそのような意味だと思います。

意識が「生命」と共鳴すると

私たちは、誰もがそれぞれ固有の意識波動を出しています。それは、過去世の行いと現世での日々の思い・言葉・行動によって規定され、それぞれの次元に属しています。

そこで、問題は、現在の自分が発している波動と「原点の光」の波動がどれほど共鳴しているか、ということです。

「自分さえよければいい」というエゴイズムや、憎しみ、恨み、妬みなどの感情に覆われているような汚い心であれば、「原点の光」の波動とはかけ離れており、逆に、自分の感情をコントロールできて「自分がしてほしいことを人にもしてあげられる」ようなきれいな心であれば、「原点の光」に共鳴しやすいのです。

誰もが心の奥で、「原点の光」に共鳴したいと願っているはずです。なぜなら、私たちは皆そこから生まれてきているからです。

ただ、肉体を持ったことでそれを忘れ、エゴという暗雲に覆われてしまっているために本来の光を見失っているだけなのです。

だから、本来の光をはっきりと思い起こすために、私は患者さんに「私は生命です」と思うように勧めているわけです。

「あなたはもともと光なんだから、隠すのはやめましょう」、「自分の心にスモッグをつけているだけで、その汚れさえ取れればもとの光に還れるのだから」と。

もちろん、今、この本を読まれているあなた自身も光そのものなのです。

では、本当の自分は「原点の光」であると気づくことができると、どのような変化が起きるのでしょうか。

のじま医院では、それが毎日のように起きているので、ここに来られた方は理屈ぬきにそれを体感され、あるいは目の当たりにされて感激しています。

もちろん、誰もが初めから素直に私の言うことを受け入れてくれるわけではありません。

前述した患者さんの例にもあったように、私は初診時に患者さんに対して、「このような病気になったのはあなたの心が汚いからですよ」とあっさりと告げるのですが、中には怪訝な顔をしたり反発する人もいます。しかし、徐々に症状がやわらいでいくと、ご自身で自分の心を省みて、「自分のエゴが原因かもしれない」と思い、私の言葉を受け入れるようになっていきます。

また、最近では、私が一回体に触ると反発する人はいなくなりました。私から出るエネルギーの大きさに驚かれるようです。

症状がやわらぐと心にも余裕が出る

言葉には霊力が宿ると言いますが、私が告げた言葉のパワー（言霊《ことだま》）と同時に、私が体を触ることによって、患者さんのエネルギー体に原点のエネルギーが流れ込んで、気づきを促していくのです。もちろん何度も言うように、心が悪いから体が悪くなるのであって、それを治すも治さないも患者さんの自由意志です。

しかし、病気を治したいと思っても、患者さんはもともと持っているエネルギーを引き出す方法がわかりません。そのために私は手助けをしているわけですが、私から放出されるエネルギーによって患者さんの体が良くなり心も良くなる。そのようにエネルギーが連動している以上、患者さんが良くなるかどうかは私にかかっている、とも言えるわけです。

それが直接であれ、間接であれ、エネルギーは高いところから低いところへ流れるという法則からして、原点のエネルギーを介さずに心まで変化させたり、まして相手を「私は生命である」という意識にアップさせることはできないと思います。

現代物理学では、物質に強い光を与えると、その物質が光を放つようになることが確認されていますが、私はそれと同じことが私と患者さんとの間に起きているのだと解釈しています。

具体的には、私が患者さんの局部を触るだけで、眠くなったり、肩や腰のこりがやわらいだり、症状が緩和していきます。患部や足首、肩などを数分間擦るだけですが、血行やリンパの流れが良くなり、それによって、筋肉や靭帯が柔らかくなるのです。その結果、痛みや痺れなどがひいてゆくのです。

ガンから耳鳴りに至るまで、病名や症状に関わりなく、毎日、あらゆる患者さんに対してこのようなエネルギー治療（ヒーリング）を行っていて、後は波動の高い食べ物などの食事指導をする程度で、薬を飲む必要などはありません。

ただし、薬をあげていないかというとウソになります。どういうことかと言えば、患者さんに薬はあげているのですが、それは私からの原点のエネルギーが入った薬であって、特定の症状に合わせたものではないのです。のじま医院の中にある薬にはすべて原点のエネルギーが入っているので、その薬を飲むことにより、体が温かくなったり、軽くなります。

ですから、自宅に持ち帰って飲んだり、来院しなくてもその薬を飲んでいれば体の調子が良くなるというわけです。

また、私を通して放射されているエネルギーが、院内に置いている浄水器の水にチャージ（波動転写）されていて、その水にも同じような作用があります。この波動水は大変評判が良く、患者さんだけでなく、一般の方々までその水が「おいしい」と言って飲んでいかれます。まろやかで、ノド越しがすごく良いのです。

直接的なヒーリングだけでなく、この波動水を飲むことによって間接的にヒーリングが起きていることは想像に難くありません。また、私の周辺にある納豆や味噌などの微生物が働く発酵食品は、日毎にエネルギーが高まり、味が変わっていくのです。

このように、私が媒介する原点のエネルギーや意識が拡大した患者さんたちによって院内のエネルギーが高まっていることも、他の患者さんの気づきや症状の改善にかなり影響を与えていると思われます。

初めは懐疑的で頑なだった患者さんも、体の症状がやわらぐことで心に余裕が生まれ、自分の醜い心を認め、他人を許すことができるようになります。すると、周囲に対する感謝の気持がわいてきて、自然に人のために思いやりのある行動がとれるようになり、心が明るく前向きに変わってくるのです。

その結果、家族が仲良くなったり、見ず知らずの人にも心からやさしくできるようになってくる。日々このような変化を見るにつけ、つくづく悪人と善人は裏表だと思います。

信じる気持が強い人ほど早く良くなる

最近は、フーチで患者さんの波動測定をすると、すぐに十一次元の波動が出る方がどんどん増えてきています。

そのような変化が起きると、全体にやさしさが満ち溢れるようなります。当院に来られた方が、患者さんの表情が生き生きしていて、笑いが絶えないので「病院らしくない」、「えっ？　あの人がそんな難病なの？」と驚かれるほどです。

歩けなかった人が歩けるようになったり、耳が聞こえなかった方が聞こえるようになった等々、そのような難病を克服された患者さんが自発的に体験を語り合い、す。

お互いに癒し合うようになる。それで、いつも感動の涙と笑いに包まれているので

ただそこにいるだけで癒される——院内が聖地のようになっている。このような医療機関は、私の知るかぎり、世界でも当院だけではないかと思います。

当院にはどこの病院に行っても良くならなかった患者さんがよく来られますが、そのような患者さんほど、変化するのも早いものです。何年間も何をしても良くならなかった患者さんは、「何とかして治したい」という気持が強い分だけ、わずか十分程度で症状が消失したり、軽くなりますから、私の言うことを信じる気持も強くなるのも当然だと思います。

また、私の講演会では、二百名の人がいるとしたら、約半数の百名ほどの人が涙ぐんでいます。ボロボロと涙を流しながら私の話を聴いている人もいます。六年前に私の母校である出水高校で全校生徒に対して約一時間話をした時にも、講堂がシーンと静まりかえり、話をしている私自身が驚いたほどです。

私の講演を聴くだけでも多くの人が体が温かくなり、室内の温度が上がるのです。

原点のエネルギーは全ての人と共鳴する

初めの頃は、なぜそんなに熱心に私の話を聴かれるのか不思議に思っていました。

今では、講演会の後に参加していた人たちの波動が上がるので、参加者の方々の気持ちがわかるようになりました。はるばる、北海道や東北、京阪神や西日本方面など九州以外の他府県から講演会に参加するために来られるのです。

私の話を聴く中で、皆さん日頃の悩みや症状が解消されるようで、感謝の喜びの声をたくさんいただいています。

参加者の中で、幸せな気持ちになり、体が温かくなって、目が潤むようになる人が多くなればなるほど、私の体も温かくなって汗ばんできます。私と私の話を聴いている人たちの波動が共鳴しているからでしょう。

このように、原点のエネルギーは、全ての波長と共鳴できるのではないかと思います。

原点のエネルギーは、時間・空間を超越して共振・共鳴しますので、意識がある段階に達すれば、想念のスイッチをＯＮにするだけで、瞬時に働きます。

実際に、私のことを考えるだけで昼夜を問わず症状がとれることがあります。例えば、ハチやムカデに刺されたとしても、「野島先生、助けてください」と思っただけで、痛みも腫れもとれる人もいます。

これが、遠隔治療が可能な理由です。

無限次元とつながっているからこそ、相手が見ず知らずの人であっても、私に電話をして、私のエネルギーを受ける気持ちになると、私から出た原点のエネルギーがその人に入っていき、症状がとれていくのです。

もうおわかりかと思いますが、意識が「原点の光」に共振するということは、もともと私たちの中にその周波数が存在するということです。しかし、多くの人が、歪んだ思い（悪い想念）、汚い言葉、よくない行為などによって心が汚れてしまって、意識全体の波動が落ちているのが現状です。そのために、「原点の光」との共振・共鳴が起きにくくなり、自らに病気というテーマを課す結果になるのです。

「私」（野島）という具体的にイメージできる原点のエネルギーと共振・共鳴することで、エネルギーを受け入れることができるようになるのでしょう。

結論的に言えば、ガンや難病が良くなった人は、自然の中で、宇宙の中で生かされていることに気づいた人であり、十一次元以上の波動と共鳴した人だと思います。

このように、私が原点のエネルギーを患者さんに送ることで、患者さんの意識体を振動させ、患者さんが光に還るためのお手伝いをしているのです。

誰もが、自分で「心をきれいにしよう」と思うだけでは、なかなか難しいものです。

当院では、確かに見えないものが存在している、ということが実感できます。話を聞いたり触られただけで体が温かくなったり、私が書いた字の上に置いた水の味が変わったりすることなどを実際に体験することによって、意識の働きや霊の世界のことに目を向けられるようになるのではないでしょうか。

この本からも原点のエネルギーが出ていますので、五〜六分持っているだけでも体が温かくなるのを感じられると思います。それを感じることで、今までの知識や常識が間違っていたということを知っていただければ幸いです。

音叉による光の振動で意識が変わる

患者さんの意識体が、私を通して出る原点のエネルギーと振動するということは、音叉で起きる共鳴現象と同じ原理です。

音叉というのは、皆さんご存知のピアノの調律をする時に最初に合わせる基準となる音を出すものです。ピアノは少しの温度変化や衝撃などによってピッチが狂ってしまう繊細な楽器なので、音叉によってこまめに調律をする必要があるのです。

音叉の原理を簡単に言うと、音という振動（波動）を使って対象物を同じ振動（波動）に共振させることです。共振とは、外から周期的な力が加わる時、その力の振動数と同じ固有振動数を持つ物体が大きく振動を始める現象です（ちなみに、空気の振動を引き起こす共振のことを共鳴と言います）。

この音叉と同じように、原点のエネルギーという無限次元の波動を媒介することで、本来誰もが持っている根源的な波動を共振させる。それが、私が行っているエネルギー治療や遠隔治療などのヒーリングの原理です。

原点のエネルギーは非常に強い光で、物質や細胞レベルに作用しますから、それを受け入れる準備ができた人であればガンなども短期間に治癒しますし、最近増えているうつ症状の方などはよく眠れるようになり、比較的簡単に治っていきます。

ただし、分裂病に関しては感情のコントロールができないような低い次元のアストラル波動が出ていているため、多少時間がかかります。

なぜなら、分裂病の人はなかなか人の話を聞くことができないのです。これまでの経験から言うと、分裂病の患者さんの場合、ご両親が私を理解して霊体の波動が出るようになると、患者さんも聞く耳をもってくれるようです。

エネルギー治療のメカニズム

以上はまだ仮説の域を出ませんが、はっきり言えることは、私たちの意識は明らかに宇宙のさまざまな現象（周波数や波動）とリンクしているということ。そして、私たちは最も根源的な光の波動に共鳴することによってこそ、本当の幸せを手にすることができるということです。

肉体や物質、飽くなき欲望から解き放たれて、愛や思いやりに満ちた意識を保つことによってこそ、精神的な幸福感が得られ、内なる霊が輝き始めます。

冒頭で、「意識体の進化」が人類全体のテーマであると申し上げた理由がここにあります。

エネルギー治療やヒーリングは、奇跡的に病気を治すこと自体が本来の目的ではないのです。

では、本章の最後にエネルギー治療のメカニズムについてまとめておきましょう。

一．原点のエネルギーが私（野島）の体を通して、患者さんの肉体や意識体である、幽体、感覚体、精神体、霊体に放射される。

二．遠隔治療の場合には、私の意識体を通して相手にエネルギーが流れる。

三．患者さんの肉体に原点のエネルギーが注入され、同時に意識体（エネルギー体）

にも作用する。

四．肉体レベルでは、エネルギーが低下している患部にエネルギーがチャージされて、全体の自然治癒力が高まり、固まった筋肉がほぐれて血行がよくなり、痛みや症状が緩和される。

五．意識やエネルギーレベルでは、音叉の原理によって、素直な人ほど「私は生命だ」という気づき（共振）が起きて、自分の心を省みるようになる。意識が向上し、症状が緩和するにつれて人を許す気持ち、やさしさ、思いやり、感謝、謙虚さが深まり、心がきれいになっていく。

六．あるレベル（六次元以上）に達すると、家族や知人など周囲に対しても宇宙エネルギーを仲介できるようになる。他者ヒーリングや遠隔治療が可能になる。ただし、宇宙エネルギーは症状は改善しても、病気そのものは完治しない。

七. 原点のエネルギーが出ている場所にいると、お互いに癒し合い、愛と感動と笑いの渦を作り出すようになる（高次元のエネルギー場＝聖地化）。

原点のエネルギーが病気を治す。

第5章　意識体の進化と魂の出現

意識体の進化と魂の出現とは

さて、エネルギー治療（ヒーリング）のメカニズムについておおよそはご理解いただけたかと思いますので、最後のテーマである「意識体の進化と魂の出現」について述べてみたいと思います。

人間の意識やエネルギーの階層構造については、二章でも簡単にご説明しましたが、ここでは私が患者さんにお薦めしている『神癒の原理』（マクドナルド・ベイン著）を例にあげながら説明したいと思います。

マクドナルド・ベイン氏は、大師と呼ばれる覚者に導かれてチベットのヒマラヤ山脈へ行き、そこでさまざまな体験をし、真理を伝授されたと言います。それは、「言葉で表現することがまったくできないほどの驚くべき霊的な現象」だったと言います。

『神癒の原理』には、たくさんの光の言葉が述べられていますが、その中からいくつか大切な言葉をあげてみましょう。

「『吾《アイ》、神なり《アム》』という力の言葉によってそれ〔父のみ霊〕を喚び起こしてみ霊を顕現させるがよい。『吾、神なり』という言葉の意味があなたたちに充分に理解されているであろうか。

その本当の意味が解らなければ『吾、実在の中に在り』という言葉は出せない。〝I am〟あるという言葉の意味が解って初めて、あなたたちは力の言葉を学び取ったことになるのである。『わたしは生命である』。神の生命がわたしの中で生き給うが故にわたしは生きている。生命は神であり、神は生命である。」

「『わたしは生命である』というこの言葉を理解するにあたっては、まず、神が生命であり、生命は神であることを知らなければならない。そうすれば、『わたしは生命である』と言っても、自分で言っていることが解っており、『わたしは生命である』という言葉の意味を理解していることになる。」

「分離というものは無いのである。一人に影響するものは全体に影響するのである。それが神の分霊の道である。この神の分霊こそが人類の救いである。」

「銘記するがよい、常に成長していなければならないのである。しかしそれを〔意識的に〕求めてはならない、ただ真理の中で自然に成長するようにするがよい。すべてのものに平安をもたらすのは愛の美しき調和である。この平安を通じて成長はなされる。」

ベイン氏は、自我を徹底的に見つめることこそが解脱（真理）へ至る道であると説きました。また、「愛のみが唯一の行動原理である」とも述べています。

「預言者イエスは、『汝の神を愛せよ、而（しこう）して汝の隣人を愛せよ』と訓（さと）された。しかし、神を愛する唯一の道は君の隣人を愛することである」

この言葉を、私なりに表現し直すと「すべての人間にとっての使命とは、神そのものである〝隣人〟に奉仕することである」ということになります。隣人とは、遠くにいる人ではなく、まさに「隣の人」なのです。

人間は「神の子」ではなく「神そのもの」

人間は、イエスが言った「神の子」ではなく、誰もが「神そのもの」であり、「分霊」なのです。イエスは間違ったのです。当時、イエスは、『主よ、主よ』と自分と神を分離していましたが、そこに限界があったのです（フーチで見るとイエスは十次元の意識でした）。

私は、イエスよりも、非暴力に徹し、世界平和のために生命を削り続けたマハトマ・ガンジーの方が波動が高いと思っています。

本当は自分も神であり、隣人も神そのものなのです。絶対善であるからこそ、悪い意識はすべて潜在意識に刷り込まれ、いつか必ず自分に同じものが還ってくる。結果が表れるのが現世か来世の違いだけで、いずれにしても自分で自分の生命を傷つけていることになるのです。

そのような真理を知るならば、自分と同じ神である隣人に対して愛をもって接することが何よりも大切だということがわかるでしょう。

このように、霊、生命、神は同義語なのです。

私が『神癒の原理』を患者さんにお薦めしている理由は、皆さんにまずこの事実について知っていただきたいと思うからです。

「私は人間です」と思い込んでいる人は、そのような霊や魂の世界を信じることができないため、意識が〇《ゼロ》次元以下（幽界・魔界）に留まっています。

一方、「私は生命です」と思える人は、徐々に意識が拡大・向上して、無限の智慧、つまり、神の領域に至ることができます。

この神の領域に至るプロセスが意識体の進化に他なりません。意識体は十一次元に上昇して魂となります。十一次元に意識が上昇して初めて魂が出現するのです。魂（霊体）はさらにエーテル体となっていきます。

では、どうすれば、意識体を進化させることにつながるのでしょうか。

まず、エゴ（自我）からわき起こる感情にふりまわされないことです。恨みや妬み、怒りや恐怖などのマイナス感情に心を奪われない。

そして、たとえ人から嫌なことを言われたりされたりしても、仕返しをしてやろうと思ったりせずに、相手を許してあげることです。嫌な相手も何かを気づかせてくれるために存在しているのです。必ずそこに自分にとって何らかのテーマがあるはずです。それを見つめ、自分自身がそのテーマを克服することが大切です。

どうしても許すことができない人は、自分を傷つけた人の幸せを祈ってあげることです。

自分にとって嫌な人や出来事を非難したり、否定しても何の解決にもならないばかりか、「許せない」という感情や「自分が正しくて相手が間違っている」という意識に自分自身が囚われて、競争心や傲慢といった低い意識のまま留まることになります。

イソップ童話の『北風と太陽』が示しているように、相手を非難・攻撃しても決して心から変わることはありません。本当に相手を変えるのは、あなた自身の意識が変わることによってであり、どんな人も真のやさしさや思いやりを与えることによってしか変わらないということに気づく必要があります。

本当の愛は原点にならないと出ない波動のようです。私がフーチでみると、イエスでも愛の波動は出ていません。

「私は生命です」を毎日意識すること

このように言葉にすると簡単なことですが、「頭では理解できても実際はなかなか実行できない……」とおっしゃる方も多いと思います。

しかし、このマイナス感情に支配されず、自己中心的な考えから離れられることこそが意識体が進化するための絶対条件なのです。

そのためには、まず自分自身が光そのものであることを深く認識する必要があります。「私は生命です」と毎日口に出して言うことや、マイナス感情がわき起こった時に頭の中でそれを復唱し、深い呼吸や瞑想をして高ぶった心を鎮めるのもよいでしょう。

ただし、ここで誤解のないように瞑想について一言述べておきますが、一般に言われているように、無理に雑念を追い払う必要はありません。

雑念の中に、あなたが直さなければいけないものが隠されています。ですから、雑念の中にあなたが何を見出すかが大切なのです。雑念をそのまま放置しないことです。すべての雑念の中にあなたが気になることがなくなった時に雑念は消えるでしょう。

毎日この世で生活をするのですから、気になることや、やり残したことが毎日思い出されることでしょう。それでも、その雑念を見つめることこそが、瞑想なのです。それを続けることによって、いつの間にか何も浮かんでこなくなる時がきます。

また、自分と相手は深いところでつながっている、という意識を常に持つことも大切です。個々バラバラに見える魂も、あらゆる生命とひとつにつながっていることが真に理解できれば、相手にやさしくできますし、愛のある言動が自然にできるようになります。

そのように、「私が、私が」という意識から、「私たち」という意識に拡大してゆくにしたがって、自己中心的な感情や欲望から解き放たれて魂が輝きを増し始めます。

それは、日々の生活の中で自分自身の心の奥を静かに見つめること、そして、周囲にいる自分よりも意識が高い人や、世のため人のために誠心誠意尽くしきった先人たちの行いに謙虚に学ぶことによって得られます。

大事なことは、「自我を抑制して善い心を持ち続けようと努力すること」ではなく、「人にしたこと＝自分にしたことだと理解すること」であり、それが意識体の進化を促すのです。

突き詰めればそれはやさしさであり、無条件の受容（理解）と援助ではないでしょうか。それを、自分ができる範囲で相手にしてあげるだけでいいのです。難しく考えずに、相手を差別することなく、ただ笑顔で挨拶をするだけでいいのです。

そのようにして周囲の人たちに接していると、相手にとって何が一番大切かがわかるようになり、物事の本質が理解できるようになります。そして、直感が冴えてくる。やがて、意識が拡大するにしたがって、やさしさ、思いやり、謙虚さ、素直さの四つがともなった愛の波動で満ち溢れるようになるでしょう。

もちろん、対象は人間に限りません。動物や自然、無機物までも自分の拡大した意識で全ての存在をやさしく包み込むことができるようになるはずです。

すべては一体なのです。

〝許す〟ことは意識が拡大した証

意識が拡大し、意識体が進化するにしたがって、自分の病が癒えるだけでなく、他の人をも癒すことができるようになり、さらに、周囲の人に対しても霊的に良い影響を及ぼすことができるようになります。

現実生活において、心の汚れた人や意識が低い人がいくら他人に説教をしたり、もっともらしいことを言っても、相手はそれを受け入れることはできないでしょう。それでは決して相手は変わることはないのです。まず、自分自身の心がきれいになって光輝く存在になることで、周囲はそれに応えようとして変わるのです。

誰もが本来つながり合って存在しているのですから、何か問題が生じた時に、人のせいや社会のせいにしても何の解決にもならず、結局のところは、お互いに泥を投げ合うような状況に陥ってしまいます。たとえ友人や夫婦、家族であっても、心の持ち方次第でそのような悲惨な結果に陥ってしまうことがあることは説明するまでもないでしょう。

そして、「こうなったのは○○のせいだ」、「私には関係ない」、「私一人くらいは○○してもいいだろう」という一人一人の汚れた心が、現在の社会環境の劣悪化や多大な自然破壊をもたらしてしまったのだとも言えます。

対立する相手を許すというのは非常に大きなエネルギーをともないますが、今の自分よりも高いエネルギーが出るようになると、自然に許せるようになります。ですから、まず自分が変わること。自分が変われば、たとえ相手が間違ったことをしたとしても、責めるのではなく、自然に〝許す〟心が持てるようになるのです。決して努力をして許すわけではないのです。

たとえば、職場で誰かがミスをしたり、会社に迷惑をかけるようなことをした場合にも、周囲の目があるところでその人を非難するのではなく、時と場所を選んで思いやりをもったアドバイスをすることができるような心を持つことが大切です。

それは家族の場合でも同じで、まず自分の方からそれまでの感情的なしこりを捨て、相手を心から許すこと。それが自分で自然にできるようになれば、必ず相手も変わります。そのために、本当の自分は光であり、相手もまた光である、ということを心から信じることです。

自分の意識が高い次元になると、自分よりも低い人の間違いは自然に許せるようになるのです。

許すことを学んだからではなく、また、努力して許すことができたということではありません。自分の意識が向上することによって、結果的に許せるようになるのです。

もちろん、子供がわがままをして周囲を困らせているような場合には、愛をもって叱ることも必要です。私なども院内で騒いで注意しても聞かないお子さんには、「皆に迷惑をかけるからダメだよ」と言って叱ることがあります。でも、こちらが愛情をもって叱れば、それは子供にも伝わるようで、叱られても「先生、先生」と言って慕ってきます。

ただし、問題は意識やエネルギーが高まっていない人が、どんなに愛や平和を説いたとしても、それは偽善に過ぎないということです。たとえ多くの支持者を得ていたとしても、すべては一体であるという生き方をしていない人の愛は偽善的なものなのです。私は、イエスには愛はなくブッダにも慈悲はないと思っています。現在、伝えられていることは間違いなのです。なぜなら、十一次元以下はマイナス光の世界であり、イエスもブッダもマイナス光の存在だからです。

例えば、「平和」を旗印に掲げている巷の宗教団体や、反核団体などの内部事情や他団体との関係を見れば明らかです。口では「平和」「平和」と言いながら、心の中では相手を支配したい、あるいは憎んでいる、というのが現状ではないでしょうか。

要するに、意識が高くなるということは、心から相手の成長や幸せを願うことであり、そのために自分ができることを惜しみなく相手にしてあげるということです。「良いことをしなければならない」と誰かに言われたからというのではなく、また見返りを期待して行うものでもありません。心から「私は生命である」と思えるようになれば、心は自然にその方向に向き、意識が拡大・向上し始めるのです。

意識が変われば物質が変わる

意識が「私が」から「私たち」、「人間」から「生命」へと拡大することによって、霊的な力が強まり、人を癒す働きだけでなく、物質の波動をポジティブなものに変えることもできるようになります。なぜなら、あなたは神だからです。全知全能の神の一部があなたに表れるからです。

特に重要なのが、現在何かと問題になっている食べ物です。

水の味が変わることについては、当院の浄水器の例で少し触れましたが、ここでは患者さんの体験談をご紹介したいと思います。

去年の九月に初めて来院された、鹿児島県で農業を営むIさんご夫妻の例です。

Iさんは、ご主人が九年前に体を悪くされたことで、自分たちが安心して食べられるようにと、それまで農薬を使っていたのをやめて無農薬栽培の農業に変えようと思われ、当時はまだ珍しかったEMぼかしなどを用いて野菜やお米を作っていました。

それまで、ご主人は肝炎他「病気のデパート」と言えるほどいろんな病気を抱えていたため、さまざまな健康食品を試し、高級車一台分のお金をつぎ込んだそうです。それでも、病気が改善されなかったため、無農薬の農作物を作って食べることにしたのです。

しかし、当院に来られる前までは、作れども作れども失敗ばかりで、初めて来院する直前にも田んぼの稲穂を見て、「ああ、今年も失敗だなぁ」と思っていたそうです。

ところが、当院に来院してから二カ月後、Ｉさんたちが育てた稲穂は今まで見たことがないくらい重く頭を垂れ、あらかじめ用意していた米袋より二倍近くの収穫ができたのです。

そのうえ、お米の粒も充実し、出来がかなり良かったため、周囲の勧めもあって九州全域の農家が出展するお米の品評会に出品したところ、みごと優秀賞をもらったのです。

Ｉさんご夫妻は、何年もかけて無農薬栽培に取り組んできた農家の方々が、選りすぐりのお米ばかり出展している品評会だったので、数カ月前にやっと実った自分たちの玄米が賞などもらえるとは思っていませんでした。だから、品評会の当日も出席はしませんでした。ところが、後日自宅にトロフィーと賞状が届いたので「やっと実感した」と言うのです。

その後も、連作ができないはずのトマトを同じ土地で三年連作をして、年を重ねるごとに立派なものができているそうです。私もそのトマトをいただいたのですが、皮に張りがあり、こぶし二個を合わせたくらいの大きさで、味もとてもすばらしい物でした。他にもニガウリなどの野菜も、どれも見るからにエネルギーが充満していて、それを食した患者さんにも大変好評です。私もよくIさんご夫妻が作った作物をいただくのですが、そのたびに、宇宙エネルギーの波動が大きくなり、今では作物から原点のエネルギーが出ています。

このような現象が起きた理由は、Iさんご夫妻の意識の変化に他なりません。
では、Iさんご夫妻は、来院前と後ではどのように意識が変化したのでしょうか。

相手を責める気持が病気をつくった

来院時、三十年間役所勤めをしていたご主人はとても疲れやすい状態で、付き添いで来られた奥さんも、常に胃が痛むということで胃薬を常用されていました。

ご主人は、白黒はっきりさせないと気がすまない性格のようで、反対に奥さんは親類との人間関係で常に自分に我慢を強いる性格のようでした。

ご夫妻が来院された時、私はご主人に向かって「あなたが病気なのは、奥さんの行為に反応しているからです。あなた自身の反応が病気をつくったのです」と言いました。

これを聞いたご主人は、「やっぱりそうですか」と、すぐに奥さんを責めていたことを反省されました。素直に今までの自分の思いや考えを改められて、意識が変わったのです。

ご主人いわく、「自分では心はきれいな方だと思っていましたが、役所の仕事でたまったストレスを家庭で当たり散らしていたということに気づきました」。

そして、私が奥さんに向かって「いろいろありましたね」と言ったら、奥さんはポロポロと涙をこぼされました。奥さんも、ただただ我慢することで自分の心と体を傷つけていたことを悟られたのです。

ご夫妻が来られたのが八月。それから二カ月経った秋の収穫時に、お二人はそれまでに見たことのないような豊かな稲穂を目にしたのです。

さっそく、そのお米をIさんの知人が自分の子供に食べさせたところ、いつもは食べないご飯を「おいしい！」といってよく食べたそうです。

それが、先に述べたように、並みいる強豪を抑え品評会で優秀賞に選ばれるほどの味、成分共に高品質のお米だったのです。

これは、Iさんたちの意識が変わったことによって、農作物の波動が高くなり、普通のものよりずっと生命に良いものができたということです。

さっそく私がフーチでIさん宅の農作物を調べたところ、巷にある健康食品よりもずっと高い波動を出していました。

これなら高価な健康食品を摂るより、安全・安心です。そのうえ、リーズナブルですから、せっかくならこのような食べ物を摂った方がずっと良いに違いありません。

このＩさんたちのように、農家の人たちが調和に満ちた意識に変わっていけば農作物の波動が高くなり、それを食べた人の心と体がプラスの影響を受けて、ゆくゆくは世界も良い方向に変わっていくことでしょう。

後日、Ｉさんご夫妻は、次のように話してくれました。

「私たちが農作物に対してやっているのは、野島先生が患者さんに対してやっていることと同じことだと思います。病気を治すためにここ（のじま医院）に来ていたのに、いつの間にか心の学級に来ているようで……。これからも、虫が遠慮してつかないような本物の農作物を育てていきたいと思っています」（ご主人）。

「毎日、作物に『おはよう』とか、『頑張ったね』とか声をかけています。

本当に生命がつながっているというのがわかります。微生物がこっちを見ているようで……。だから、農薬をかけるのは自分にかけるのと同じなので、とてもかけられません。

おかげで、親類とも気を使わずに普通に接することができるようになりました。主人の顔もひきしまって、とてもやさしくなりました」（奥さん）。

微生物が生産者の波動に共鳴する

このように、食べ物を作る人の意識波動は明らかにその生産物に入ります。

ですから、当院では、できるだけ波動の高い穀物や野菜、肉や塩などの食品を厳選して仕入れ、患者さんの食事に使用しています。

それらに共通しているのは、無農薬栽培や自然農法で育てられた化学物質を使用していないもの、そして自然の中で育てられた動物から得られる肉などです。

フーチを使って波動の高いものを厳選してわかったことは、いずれの食品、食材も生産者がお金儲けに走っていないということでした。そして、自然状態に近いものほどエーテル波動やプラーナ波動が出ていて、たくさんのエネルギーを含んでいるということです。既に、私の周辺では宇宙エネルギーや真空エネルギーや原点のエネルギーが入っている食べ物が出てきています。

一方、農薬や化学肥料を使ったものや余計な知識が入ったものは、どれも押しなべて波動が悪いのです。それらは「できるだけ自然で良い物を作りたい」という意識ではなく、「お金儲けをしたい」という欲望や目的を持った生産者や、加工、流通過程で関わった人々の汚れた意識を反映しているのだと思います。

現在、環境ホルモンや狂牛病などが問題になっていますが、結局は、生産者や消費者の欲や有害な情報によって自然環境が破壊され、さまざまな形で私たちに跳ね返ってきているのです。

波動の低い人がエネルギーの低い、あるいは悪い食べ物を作り、それを摂ることでますます全体のエネルギーが低くなる。そんな悪循環を断ち切るためにも、できるだけ早く一人一人が意識を変えていく必要があります。

あなたが変わることが、全てを変えることにつながるのです。

農家の人たちが波動の世界を実証していく

生産者がどんな意識で食物を育てているか……それがはっきりと現れます。

ですから、Ｉさんたちのように食べ物の生産に携わる方々の影響は、今後ますます大きくなるでしょう。私たちは食べ物を食べる時に、栄養素以上に大切なエネルギーを食べており、そのエネルギーは作る人の意識に反映しているからです。

なぜ、食べ物が人間の意識を反映するかと言えば、食べ物には微生物が住んでいて、彼らが波動の良し悪し（＝エネルギーの高低）に大きく関与しているためです。

例えば、無農薬で作ったリンゴを顕微鏡で見るとわかりますが、微生物がウヨウヨいます。私は、これまで野菜や玄米、納豆、味噌、醤油などを使って波動の実験を行いましたが、私が食べ物にエネルギーを与えると味がまろやかになり、エネルギーも高まることがわかっています。

その理由は、食物の中の微生物が私のエネルギーと同調すると同時に、空中から微量元素を吸収しているからではないかと思われます。

私だけでなく、ある程度意識が高い農家の方が作ったミカンやイチゴ、トマトなどの果物や野菜なども、同じように生産者の波動が作物の中にいる微生物に転写され、本来その作物には含まれていないような微量元素までも作り出して質を高めている、と考えられるのです。

このことからも、食べ物を扱う人たちの意識が自然界と密接につながり、連動していることがおわかりいただけるかと思います。

おそらく、腸内細菌なども当人の意識波動に敏感に左右されると思います。

以上のことから、高い意識を持つ農家の方々が、農作物を通してすべての存在が「生命の光」によってつながっているということを実証されていくのではないかと思います。

ただし、いくら波動の高い水や食べ物を摂っても、肝心要の自分の心が変わらなければ、意識体は進化することはありませんので、くれぐれもその点は誤解のないように。

心に働きかける治療家を目指して

もう一人、目の見えない患者さんの例をご紹介しておきます。

かつては目の不自由な方の手話通訳をしていたUさんです。

Uさんは今の気持ちを次のように素直に語ってくれました。

私は、まだ目が見えていた頃、自分を生かしてくれている存在を知らず、「神も仏もない」と思っていました。

ですが今では、野島先生の言うとおり、本当に自分の意識によって症状が良くも悪くもなるので、感情体というのはすぐに影響するということを実感しています。

ですから、毎日、自分を中心にした生き方ではなく、自分を生かしてくださる存在にチャンネルを合わせるという、その訓練をしています。

早く治したいというスケベ根性があると、「これで良くなるよ」という物を見せられ、つい使ってみたくなる。そのようにひとつの物を通して心の訓練をされるわけです。

以前は、言葉では「生かされている」ということは知っていましたが、体験がともなっていませんでした。それが、「皆さんは神の分生命ですよ」という野島先生の一言で、それまでの知識が「ああ、そうか!」とたぐり寄せられたように思います。

生命にチャンネルを合わせる——もしかしたら、そのことに一生気づかなかったかも知れません。今では、おかげでその気づきの速度が速くなり、思い煩いがなくなりました。自分の症状もあるがままの事実を現象として見ているだけです。

治そう治そうとすると、そこに囚われの気持ちが生じて、内なるものに委ねることができない自分が出てくるのです。

人間関係においても、自分にとって心地よくない現象――相手の言葉とか行動も、すべて自分にとって必要・必然だから起きてきているということがわかるようになりました。

先日、お坊さんが私の家に相談に来られました。

私は教えることはできませんが、「魂の交流をしましょう」と言いました。

野島先生が言われる許しについて知りたいと言うので、私なりに捉えていることをお話したら、実によくわかるとおっしゃって喜んで帰られました。後日、そのお坊さんの目の見えないお兄さんがのじま医院に来られたそうです。

そのお坊さんも恥じも外聞も捨てて、先生のご本を読んで勉強されています。

以前、私は杖をついて歩いていたのですが、ある時杖を忘れて外出しようとして、フッと「これは杖なしで歩いてみなさい」ということではないかと思い、杖なしで歩いてみました。時間はかかりましたが、歩くことができたのです。

そのように、見えない意識の世界のことも具体的に例をあげてみれば、実感できることと思います。

私は、ジョン・レノンの『イマジン』の歌詞にあるように、地球上に宗教と国境がなくなれば、本当に世界は平和になると思っています。

ある人から、「野島先生が言っていることと宗教とは何が違うのか?」と問われたことがあります。その時に、私はこう答えました。

まず、いろいろと理屈を言うよりも、ここ(のじま医院)に来て喜んで生きている人たちの姿を見てほしい、と。

あえて言えば、一.真理を説かれていること。二.あくまで医者という立場で人を治し、貪りはされていないこと。そして、三.教祖はいらないということ、です。人によっては理解していただくのに時間がかかるかもしれませんが、やはり私たちの言動を通してわかってもらうしかないのではないでしょうか。

皆、無意味にここに来ているのではなく、それぞれに使命があると思います。どんな重病人であっても、マイナスをプラスに転じれば、すごく大きなエネルギーを出せるのです。

野島先生から「ハリやマッサージの資格を取って治療家になれば、人助けになり

ますよ」と言われました。私は六十歳近くなっていますが、必要があればそうなるはずだと思って、先日専門学校の面接に行ってきました。国家資格を取るには五教科の試験があるそうですが、どんな結果になっても思い煩いません。

すべてのことに意味があると思っていますので、喜んで前に進んでいきたいと思っています。

意識体の進化に向けて

最後に、本書を通して私が皆さんにお伝えしたいことをまとめておきたいと思います。わかりやすくするために箇条書きにしておきますので、何度も読み返していただければ幸いです。

一．自分が霊的な存在であることを認めてください。

自分の生命はこの世で一回きりのもの、霊や魂などはない、と思っている人は、結局、「何をやっても許される」、「自分さえよければいい」という生き方

になってしまいます。この世の不幸な出来事は、そのような「人間である生き方」しか知らない人たち（マイナス次元～四次元の意識）の思いや言葉、行為によってもたらされています。病気やトラブルは意識体を目覚めさせるために起きているのです。

ですから、もういい加減にそのような不幸な「人間である生き方」をやめて、本当の幸せにつながる「霊であり生命である生き方」に変えませんか？

二．あなたは隣の人と根っこのところではつながっています。

自分と隣人がつながっているとしたら、隣の人を蹴飛ばしたら、自分も蹴飛ばしたことになり、隣の人の悪口を言ったら、自分のことを悪く言ったのと同じになりませんか？　思いは瞬時に相手に伝わります。ですから、争いや病気などこの世のあらゆる不幸をなくするには、イエスが自分の命を奪った相手を許したように、心から相手を許すことしかありません（もちろん、すべてを許すといっても犯罪行為などを容認することではなく、あくまで意識のレベルでの許しです）。

自分の心が変われば体も良くなり、それに呼応して隣の人も変わってきます。誰もが光の方向に変わることが嬉しく、楽しくなり、どんどん皆の意識が大きくなっていくでしょう。そして、その場がやさしさに包まれるようになります。少しでもそんな体験をした人は、エネルギーレベルでつながっていることを実感できると思います。

三、まず、あなたの隣にいる人にやさしさを……。

これまで私が診てきた患者さんの体験から、ほとんどの人の病気は、隣にいる人に対する歪んだ意識が原因になっています。自分の隣にいる人――夫婦や親子、兄弟・姉妹、恋人、親類縁者、友人・知人、隣近所の人などへの不平・不満、嫌味や憎しみ、恨み辛みなどの汚れた想念が蓄積された結果、病気という現象を引き起こしているのです。

ですから、たとえ電車やバスで隣り合わせた迷惑な人に対しても、一瞬「この野郎！」という感情を抱いたとしても、十秒までにしてください。それ以上悪い想念を持ち続けると、相手も自分も傷つけます。十秒経ったら「もう、い

いや」「何か自分に問題があったんだな」と思うようにしましょう。そうすると、夜もよく休めます。

具体的に、あなたの隣にいる人にやさしくしてあげることが一番大切なことです。どうしてもやさしくできない場合は、その人の幸せを祈ること。それなら抵抗なくできるでしょう。

四．相手の自由意志を尊重してください。

人は誰もが自由意志を持っています。しかし、自分が正しいと思うと他人の自由意志を侵してしまってコントロール（支配や強制）しようとします。強制すると、人は一時的についてきたとしても、必ず途中で逃げ出すでしょう。

たとえ自分が正しいと思うことでも、相手に押しつけてはなりません。あくまで「私はこう思う」と伝えるだけで、それから先は相手の自由意志に委ねることが大切です。最も意識が低い人は、多くの宗教家や教祖に代表されるような間違った信念を相手に強要する人です。次に意識が低い人は、それを盲目的に信じマインドコントロールを受けている人で、実に多くの人たちがそれに気

づいていないのが現状です。
反対に、「私は生命です」ということに気づいた人とは、本当の真理に気づきながら最後まで相手の自由意志を尊重し、何か問題が生じても「それは自分の力不足だ」と謙虚に思える人です。
既存の仏教、キリスト教、回教であっても、あるいは新興宗教であっても、それらの「宗教」を信じて正しい生き方や考え方はできません。なぜなら、あなたは神そのものであり、かつ、誰も侵してはならない自由意志を持っているからです。宗教はその根本を否定しているわけですから、どんなに正しい考えのように思えても間違いです。宗教は自己満足は得られますが、魂が救われることはありません。

五. あなたが意識体を進化させ、魂を出現させることが地球の明るい未来につながります。

あなたは神そのものです。あなたが変わると隣の人が変わります。そして、あなたの周囲の微生物や食べ物までもが良い方向に変わります。特に、自然の

もので人間の欲望が入っていない食べ物は波動が高いので、生産者はできるだけ波動が高いものを作ることを心がけてください。

生産者の意識が、土の中の微生物やミミズなどのすべての生命の生き方を変えるのです。堆肥の中の微生物も変わります。

食べ物だけではなく、いかなる状況においても、あなたが隣人との間で意識体の波動を高めることができれば、宇宙全体に良い影響をもたらします。

光を金属に当てると電子が飛び出すことがあります。また、物を強く熱するとその物は光を出すようになります。同じように、原点のエネルギーを肉体に内在している「生命」に当てることにより生命より光子が出るようになり、さらには、生命が光を出すようになるのです。光子・光を出すようになった生命は、いずれ原点のエネルギー（天照らす光）を自らも出せるのです。

生命は原点と共鳴・共振できるのです。私が原点のエネルギーを出せるようになり生命が目覚め始めました。この本を持つことにより、皆さんは原点のエネルギーに照らされることができるのです。

あらゆる存在を生かしめている原点のエネルギーこそ愛そのものであり、そ

れをこれ以上損なわないためにも、一人一人が意識体の進化を遂げていくことが大切です。あなたの意識が向上し、魂を出現させ進化を続けることが地球全体の改善につながるということを、どうか忘れないでください。

あとがき

人類史上、宇宙エネルギーが出る本は私が知っているかぎり二冊です。

その二冊は私が書いた本です。

これらの本を持っていると、何かフアーッとして、体が温かくなります。

特に、私の二作目の本、『意識が病気を治す』は、かなりの人がエネルギーや温かさを感じるようです。

その本を私の医院で購入した人は、私にサインを頼みます。私がサインをした本は、すべての人が温かくなるようです。サインした本から出ている原点のエネルギー（天照らす光）は、日増しに大きくなってきていますので、おそらく、誰が触っても温かく感じるのではないかと思います（執筆中に私から出るエネルギーが真空エネルギーから原点のエネルギーに変わったため）。

宇宙エネルギーが出る本を毎日少しずつ読んでいる人は、体の調子も良くなって

くるようです。自律神経を落ち着かせるようで、いつの間にか体のだるさ、イライラ、不眠がなくなったという報告を聞くようになりました。

では、原点のエネルギーが出るこの本は一体どうなるのか……「すごいことが起こるのでは⁉」、と今から楽しみにしています。おそらく、体が温かくなり、汗が出る人もいると思います。また、何かに包まれた感じになる方もいるでしょう。

試しに、この本の上に水を入れたコップを置いてみてください。普通の水道水が、ノドごしの良いまろやかな水に変わるでしょう。

さて、今年の八月にスイスに旅行した時のことです。

氷河特急の食堂車の中で、ツアー参加者の一人が車酔いで青白い顔をして、気分が悪そうにしていました。

私はその人に、「我は生命なり、すべてはいったいです。野島政男」と私が書いた紙ナプキンを切ってまるめたものを、手に持っていなさいと言って渡しました。

数分するとその人は気分が良くなり、食事は食べなかったものの、水は飲めるようになりました。

このように、私が書いた字からは、その日の原点のエネルギーが出ていて、それは毎日毎日強さを増しています。

最近、遠隔治療でわかったことは、私が勝手にエネルギーを送った時、一～十次元の波動はフーチが小さく回り、十一次元～無限次元の波動はフーチが大きく回るということです。

この本の出版社（太陽出版）の片田雅子さんがのじま医院に来られた際、片田さんのご主人に三分間エネルギーを送ったところ、次のような文章が送られてきました。

「野島先生　鹿児島では、大変お世話になりありがとうございました。

今回は、病院に入院させていただくなど、短い間でしたが患者さんと直接に触れ合うことができ、貴重な体験をさせていただきました。先生をはじめ、奥様、郁美さん、スタッフの方々に感謝いたします。

私の方は、おかげさまで戻ってからも体調、気力ともに充実しております。肉体的な疲れもほとんどなく、気のせいか体が軽くなったように感じております。また、

先生にエネルギーを送っていただいたため、主人もなんとなく以前よりこまやかな心遣いを見せてくれるように感じました。いただいたお薬は、一錠飲んでみましたが、身体が温まるようでした。ちょうど、母が体調を崩しておりましたので、送って飲んでもらうようにしました。

本当にいろいろとありがとうございました。前回お訪ねした時から、病院内の雰囲気がより明るく爽やかなのには、驚きました。お目にかかったすべての患者さんたちが、精神的・肉体的な健康を取り戻されることを心よりお祈りしております。」

十一次元以上の波動が出るようになった人は、生命波動、神の波動、虚数の波動、真空エネルギー、光子波動、電子波動、反物質の波動が出ます。

真空エネルギーは、ビッグバンが起きる前のインフレーションを作り出したとも言われています。真空中には物質と反物質のもとが充満しています。

電子、陽子、クォーク、反クォークなどが詰まっていて、そこから何を取り出すかは、人の意識が決めるのです。

プラスのエネルギーを当てて、電子やクォークを取り出すか、あるいはマイナス

エネルギーを当てて陽電子や反クォークを取り出すかは、本人の自由です。人間の自由意志がそれを決めるのです。

私が「病気をつくるのは、生き方や考え方が間違っているからだ」と話すのはそのためです。最近は無限次元の波動が出る人も多くなっています。

ただし、私は患者さんに対して、「いかなる病気になった人に対しても、自業自得ですから下手な同情はしないほうがよい」と話します。

ただ、病気をつくり出した人も、〝未熟な神〟ですから、あなたのできることをしてあげてください。病人であっても、困った人であっても、中身は皆神そのものですから、病人や苦しんでいる人に奉仕するのは、神に奉仕することになります。

あなたと、あなたの隣で困っている人や病んでいる人とは、霊的につながっているのです。

生命＝霊＝神は一体になっているからです。個別化されてはいますが、決してバラバラには存在し得ないのです。

ですから、人にしたことは自分にしたことと同じです。生命として間違った行為や、人を傷つけた言葉や思いは、相手を傷つけるだけでなく、自分の体をも傷つけるのです。

私が患者さんの体に触ると、固い部分が柔らかくなります。直接触ることができる筋肉や靭帯などはそれをすぐに証明できます。肉体の表面に出ている乳ガンのようなものは、触れていると次第に小さくなり、柔らかくなるのも同じ作用だと思っています。

最近も、ガンが消えた人が七人います。ＣＴやＭＲＩで検査をしたら消えているのです。

また、手術をして腫瘍はあるがガン細胞がなかったり、乳ガンを切ったらガン細胞がなく、石灰化していたという人もいます。

肝ガン、肝硬変、ガン性腫瘍などで腫れがたまっていた人が、腫部の腫れが減り、元気に動き回って主治医を驚かしている人も複数います。ドス黒い顔色だったのが、色艶のよいきれいな顔色になってきています。その表情を見れば、誰もガンや死にかけていた人だとは思わないでしょう。

さらに、その方たちのご家族も変り始めています。プラスのエネルギーを出すようになった人は、周囲にもプラスのエネルギーを発散させているのです。

遠くにいるご家族も明るくなってきています。

遠くにいる息子や娘、兄弟が病気になっている人が元気に回復している姿を見て、安心するためだとも思われますが、それだけではないのです。

患者が病気は自分が起こしたものだと知った時、今までやってきたことを反省するのです。自分が傷つけてきた家族や周りの人に深く詫びる気持ちが強まるのです。霊の世界は空間がないので、心から反省して詫びたことは、かつて傷つけた人の霊にすぐに伝わるのです。

その時に、患者が傷つけた相手の意識体の「汚れ」が落ちるのです。

ですから、どんなに遠い所に住んでいる人でも、電話をかけたり、手紙を書いて詫びることができなくても、自分が本当に反省し、同じ過ちを犯さないと誓うことによって、相手につけてしまった霊的な汚れは取れるということです。

のじま医院に入院されていた人が、自宅に帰ると、入院前には嫌っていたり憎んでいた夫や姑などが笑顔で迎えてくれたという話はよく聞きます。

霊的にすべてがつながっていたことをある程度理解ができるようになったために、

のじま医院の患者さんの間では、他の医療機関と違うことが起き始めています。

自分たちの幸せを多くの人に分け与えようとするのです。

患者さんのほとんどが宇宙エネルギーや真空エネルギーや原点のエネルギーが出るようになるので、患者さんが自分の周りの人に触れると、肩こりや頭痛がとれて気分が良くなり、体が温かくなり、軽くなるのです。

皆さん、自発的に私と同じことを周囲の人にするようになるのです。

遠隔治療さえもできるようになる人もいます。

すると、はっきりと自分に力（光）があるのを自覚できます。

このように、霊というのは光ですから、自ら光が出るようになった人は、周りを照らすようになるのは当たり前のことなのです。

私の所に来るたびに光が強く、大きくなるのを知っているために、のじま医院に治療に来るのではなく、遊びに来る人が多いのもそのためです。

のじま医院では、今は使っていない手術室に、患者さんたちが集い、自由に会話を楽しんでいます。

院内に入ると誰でもリラックスし、初めて来られた人は眠たくなったり、待合室で座っているだけで症状が軽くなったりします。

先日、自宅の犬小屋の近くに、ヘチマとニガウリ（ゴーヤ）が育っていました。その二つの野菜の波動を調べたところ、真空エネルギーが出ていました。厨房の従業員や患者さんたち十五名に触ってもらったところ、すべての人が体が温かくなりました。

中には、汗が噴出し、「何か温かいフワッーとしたものに体が包まれたようだ」と話してくれた人もいました。

本文でも少し触れましたが、のじま医院には玄関に浄水器が置いてあります。今では、その浄水器の水からも原点のエネルギーが出ていますが、おそらくその水は世界で一番おいしい水ではないかと思います。

誰でも自由に飲めるのですが、その水を飲まれた人は、皆さんそのおいしさにびっくりされます。私の近くにあるものは、すべて波動が高くなるのです。

現在では、何十人もの患者さんが原点のエネルギーを出しています。

今後、さらに私のエネルギーが大きくなるにしたがっていろいろな変化が起きると思いますので、またご報告できる機会がありましたら、そのあたりのことも皆さんにお知らせできると思います。

最後になりましたが、本書を出版するに当たって、太陽出版の片田雅子さん、そして、私の娘である郁美と環の力をお借りしましたことに、感謝の念を捧げたいと思います。

二〇〇三年二月

野島政男

【のじま医院のご案内】

野島先生のエネルギー療法は、１回の診療時間が５分～20分かかるため、完全予約制となっています。電話かメールにてご予約ください。

電話　0996-63-3355

E-mail：nojimaiin@mx6.tiki.ne.jp

電話受付時間　月～金曜日　午前８時30分～午後６時

上記の時間内で必ずご予約をお願い致します。

ご相談の電話などもお受けしています。

以前の講話のビデオなども１本1,000円にてお分けしています。

入院ご希望の患者様は、ご予約を承りますのでお気軽にご相談ください。ただし、３カ月ほどお待ちいただきます。

なお、当院は完全看護ではございませんので、ご自分で身の回りのことができる方のみの入院に限らせていただきます（一部介護者がつける場合は除く）。

遠方の方でご来院が難しい方は、電話での遠隔地治療も行っています（一度診察を受けたことのある方、または、先生の講演ビデオを見られた方か著書を読んだことのある方に限ります）。

詳しくは当医院までお問い合わせください。

ホームページ　http://www.nojimaiin.com/

【のじま医院お勧めの本】

意識が病気を治す
～続病気を治すには—万病を治す宇宙エネルギー療法～

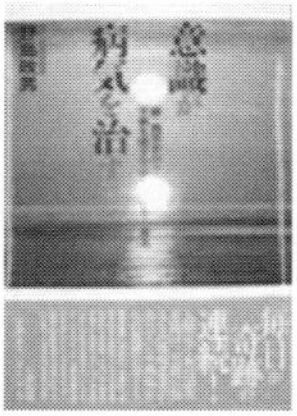

私の著書です。
私の考えや診療方針など皆さんに伝えたいことを書きまとめた本です。
野島政男　著
たま出版　1,500円（税別）

病気を治すには　～現代医療に立ち向かう心の治療～

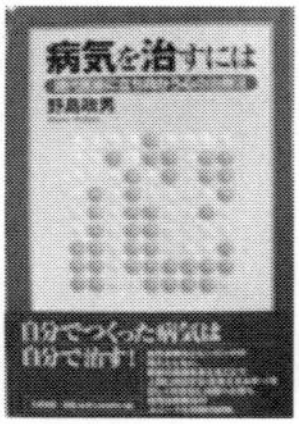

私の著書です。
私の考えや診療方針など皆さんに伝えたいことを書きまとめた本です。
野島政男　著
たま出版　1,400円（税別）

幸せはガンがくれた　～心が治した12人の記録～

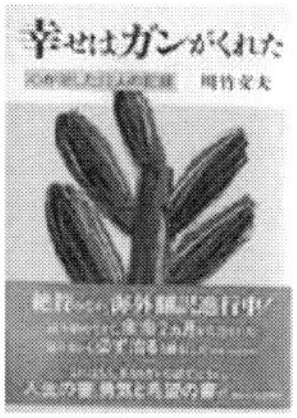

実名で掲載されているため私がガンを治癒した人の波動をフーチで調べたりしました。
ガンで頑張っている方々を応援するＨＰ（ガン患者学の研究所）を運営なさっています。
川竹文夫　著　創元社　1,500円（税別）

ガンを克服した最新の代替療法　～医師が行う代替療法の実際～

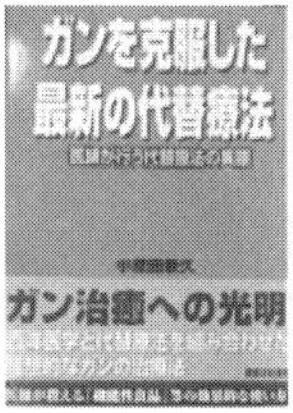

現代医療と代替療法を組み合わせたてガンの治療を行っている医師を紹介しています。当医院の紹介も載っています。
小原田泰久　著
実業之日本社　1,600円（税別）

～長期生存をとげた患者に学ぶ～　がん患者学

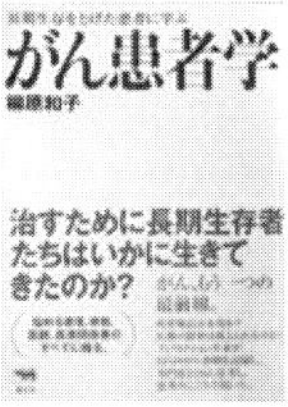

がんを治すために生きた患者さんがどのような生き方をしたかを学ぶことができます。

柳原和子　著
晶文社　2,600円（税別）

メッセンジャー　～ストロヴォロスの賢者への道～

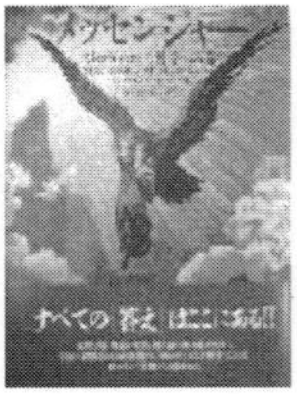

真理を探究するのにわかりやすい本です。
本当のことが書いてあります。
キリアコス・C・マルキデス　著
鈴木真佐子　訳
太陽出版　2,600円（税別）

太陽の秘儀　～偉大なるヒーラー〈神の癒し〉～

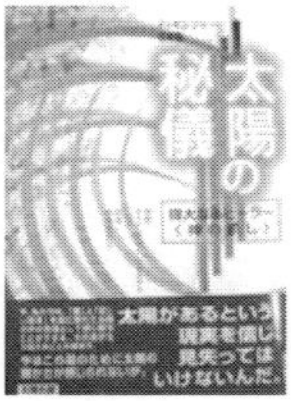

『メッセンジャー』の第Ⅱ集です。

キリアコス・C・マルキデス　著
鈴木真佐子　訳
太陽出版　2,600円（税別）

光の癒し
—意識体の進化と魂の出現—

2003年5月8日　第1刷
2007年5月1日　第4刷

［著者］
野島政男
［発行者］
籠宮良治
［発行所］
太陽出版

東京都文京区本郷4-1-14　〒113-0033
TEL 03（3814）0471　FAX 03（3814）2366
http://www.taiyoshuppan.net/
E-mail　info@taiyoshuppan.net

装幀=田中敏雄（3B）
［印刷］壮光舎印刷［製本］井上製本
ISBN4-88469-323-X